요실금
잔뇨감

「頻尿 尿もれ 泌尿器科の名医が教える最高の治し方大全
聞きたくても聞けなかった129問に専門医が本音で回答!」(文響社)
HINNYO NYOMORE HINYOKIKANOMEIIGAOSHIERU
SAIKONONAOSHIKATATAIZEN
~ KIKITAKUTEMO KIKENAKATTA 129MONNI SENMONIGAHONNEDEKAITO!~

요실금 잔뇨감

● 비뇨의학과 명의가 가르쳐주는 최고의 치료법 대전 ●

다카하시 사토루 외 지음

보누스

"요즘 화장실에 자주 가서 고민이에요."

"밤에 화장실 가느라 잠을 설쳐요."

"소변을 참지 못하고 나도 모르게 실수를 하니 우울합니다."

독자 중에도 이런 경험이 있는 분이 아마 적지 않을 것입니다. 민감한 현상이니만큼 '어째서 나에게만 이런 일이……'라며 아무에게도 털어놓지 못하고 혼자 속앓이를 하고 있는 분도 많을 것입니다.

실제로 매우 많은 사람이 이와 같은 고민을 합니다. 오늘날 일본인 40세 이상의 3분의 1이 소변과 관련된 증상을 겪은 적이 있다는 조사 결과도 있습니다. 솔직히 말하자면, 비뇨의학과 의사인 저 또한 쉰 살을 넘기고부터 빈뇨를 실감하는 일이 늘었습니다. 빈뇨와 요실금은 중·노년층 누구에게나 일어날 수 있는 현상입니다.

빈뇨와 요실금 증상은 그 자체로 생명에 위협이 되지는 않습니다. 하지만 문제는 생활의 질을 현저하게 떨어뜨린다는 점에 있습니다.

소변 걱정 때문에 영화관에 오래 앉아 있지 못하고, 정체 중인 차에서 안절부절못하며, 친구와 여행도 갈 수 없다면 어떨까요? 인생의 즐거움을 빼앗기는 것이나 다름없겠지요. 증상이 심해지면 외출조차 마음대로 하지 못하고 집에만 틀어박히게 되는 일도 있습니다.

이 책을 선택한 여러분께 꼭 당부드리고 싶습니다. 빈뇨와 요실금 증상이 있다면 부끄러워하지 말고 반드시 병원에 방문하여 의사와 상담해보시기를 바랍니다. 다행히도 최근에는 효과가 뛰어난 신약도 여럿 개발되었을 뿐만 아니라 몸에 부담이 적어 당일 귀가가 가능한 수술법도 있습니다. 의사와 상담을 통해 자신의 생활 방식에 맞는 치료법을 찾아보세요. 또 수분 보충, 식사법, 근력 운동 등 간단한 자가 관리로 증상을 개선하는 방법도 있습니다.

이 책에서는 빈뇨와 요실금과 관련하여 많은 분이 궁금해하는 의문과 불안에 대해 전문의가 이해하기 쉽게 설명합니다. 곧바로 실행 가능한 자가 관리법도 상세히 알려드리니 꼭 참고해보세요.

이 책을 통해 빈뇨와 요실금에 대한 이해를 넓히고 고민 해결의 실마리를 찾아 하루빨리 고민에서 해방되시기를 진심으로 바랍니다.

니혼대학 의학부 비뇨기과학계 주임교수
다카하시 사토루

3장

검사·진찰·진단

4장

치료는 어떻게 진행되는가

5장

약물치료

6장

야간 빈뇨와 야뇨증

7장

수술과 그 외 치료법

8장

운동요법① 골반저근 운동

9장

운동요법② 과민성 방광 자가 관리법

10장

요실금을 방지하는
긴급 상황 대처법과 자가 관리법

일러두기

( )는 필자의 주이며, [ ]는 옮긴이 또는 편집자의 주입니다.

1장

소변 트러블,
나만 고민하는 것은
절대 아니다

001

빈뇨와 요실금은
엄연히 질병이다

시도 때도 없이 자주 화장실에 가고 싶어지는 '빈뇨'나 자기도 모르게 그만 소변이 새는 '요실금'은 엄연한 질병입니다. 노화의 일종이라고 생각하는 사람도 있으나 사실은 노안처럼 단순한 노화 현상은 아닙니다.

다만 나이가 들면서 많은 사람이 경험하는 일인 것은 분명합니다. 운동 부족이나 노화에 따른 근육 쇠퇴, 방광염(71쪽·72쪽 참고)이나 전립선 비대(61쪽 참고)와 같이 소변 문제와 관련된 위험 요인이 나이와 함께 증가하기 때문입니다.

빈뇨와 요실금의 유형은 매우 다양합니다. 참을 수 없이 급하게 느끼는 요의, 무거운 것을 들 때 나도 모르게 실수하는 소량의 요실금, 중장년 남성이라면 경험해봤을 배뇨 후 요실금, 취침 후 화장실 때문에 몇 번이나 잠에서 깨는 야간 빈뇨 등 실로 많은 사람이 소변과 관련된 어려움을 겪습니다.

어떤 유형이든 증상에 맞게 치료를 받으면 증상은 충분히 개선됩니다. 빈뇨, 요실금을 예방하는 수분 섭취법과 운동법 등 지금 바로 혼자서 실천할 수 있는 자가 관리법도 많습니다. 이런 자가 관리만으로 증상을 개선한 사례도 적지 않습니다. '중년이니 어쩔 수 없지'라며 포기하거나 '병원에서 진찰받기가 부끄럽다'라고 생각하지 말고 일찌감치 진찰을 받는 편이 좋습니다. 참으면 서서히 호전되는 병이 아닙니다. 낫기는커녕 삶의 질이 떨어지고 더욱 괴롭고 고민은 점차 깊어질 뿐입니다. 이러한 소변 문제는 빠른 대처가 무엇보다 중요합니다.

특히 주간 빈뇨·야간 빈뇨로 고민하는 사람이 많다

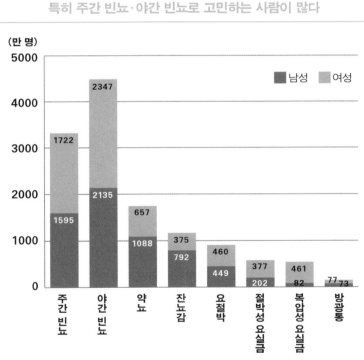

○ 주간 빈뇨: 1일 8회 이상 야간 빈뇨: 취침 후 1회 이상 기타: 주 1회 이상
출처: 〈배뇨에 대한 역학적 연구〉(2002, 일본배뇨기능학회)를 수정.

002

빈뇨와 요실금은
서로 다른 질병이다

빈뇨와 요실금은 서로 다른 질병입니다. 그러나 두 질병은 다양한 원인이 얽혀 있어 매우 관련이 깊습니다. 한 가지 예로, 빈뇨의 주요 원인인 과민성 방광(53쪽 참고)은 절박성 요실금(34쪽 참고)의 원인이 됩니다. 게다가 복압성 요실금(30쪽 참고)은 요도 괄약근(50쪽 참고)과 골반저근(42쪽 참고)의 기능 저하로 일어나는데 이는 과민성 방광과도 관련이 있습니다.

또 복압성 요실금이 있어서 '소변이 새지 않도록' 너무 신경 쓴 나머지 빈뇨가 생기는 사례도 흔한 편입니다. 보통은 방광에 소변이 약 150~200ml 모이면 요의를 느끼고 300ml 정도가 되면 화장실에 가고 싶어집니다. 그런데 소변이 새지 않도록 미리 화장실에 가는 습관을 들이면 방광이 작아지거나 과민해져서 소변을 참기가 힘들어집니다. 이런 점에서도 빈뇨와 요실금이 얼마나 긴밀한 관계인지가 드러납니다.

이처럼 빈뇨와 요실금은 서로 밀접하게 연관되어 있어서 대처하는 방법도 대체로 비슷합니다.

003

빈뇨와 요실금을 방치하면
다른 질병이 찾아온다

빈뇨와 요실금은 그냥 두면 대부분 서서히 악화합니다. 그리고 빈뇨와 요실금 이외 다른 문제가 발생합니다. 예를 들어, 외출을 꺼리고 사람들과 만나지 않으려 하며 극장에서 영화를 보거나 줄을 서서 기다리는 일이 힘들어집니다. 자기도 모르는 사이 삶의 질이 떨어지고 인생의 재미를 잃어가는 것이지요.

빈뇨와 요실금에는 바로 시작 가능한 자가 관리법도 있고 의료기관의 효과 좋은 치료법도 있으므로 증상은 대부분 개선할 수 있습니다.

다만, 한 가지 우려스러운 일은 빈뇨와 요실금 뒤에 위중한 질병이 숨어 있는 경우입니다. 예를 들어 방광이 가득 차 소변이 넘쳐흐르는 일류성(범람) 요실금(37쪽 참고)은 골반장기탈출증(69쪽 참고)이 원인일 때가 있습니다. 또 방광염이나 전립선암 때문에 빈뇨가 발생하기도 합니다. 병원 검진은 이처럼 큰 질병이 있지 않은지 확인 가능하다는 장점이 있습니다. 어떤 질병이든 조기 발견과 빠른 대처가 가장 중요합니다.

004

하루에 8회 이상 화장실에 가면서
불편하다면 진찰을 받아야 한다

'아침에 일어나서 잠자리에 들 때까지 배뇨 횟수가 8회 이상, 야간 1회 이상'을 빈뇨라고 정의합니다. 하지만 1일 배뇨 횟수는 사람마다 다릅니다. '보통 몇 회 이상이면 문제 상태'라고 단정할 수 있는 기준은 없습니다. 낮 동안 화장실에 가는 횟수가 10회여도 본인이 힘들어하거나 고민하지 않으면 걱정할 필요가 없습니다. 마찬가지로 배뇨 횟수가 1일 8회 이하여도 본인이 불편을 느낀다면 빈뇨라고 할 수 있습니다. 소변 문제로 불안하고 고민될 때는 병원을 찾아 진찰을 받고 의사와 상담하기를 바랍니다.

빈뇨의 원인은 다양하지만, 주로 과민성 방광(53쪽 참고) 같은 질병, 방광염(71쪽·72쪽 참고) 등의 감염증, 심인성 등으로 구분할 수 있습니다. 이 가운데 과민성 방광은 1,000만 명 이상의 일본인이 겪는 질병으로 빈뇨의 주요 원인입니다. 방광염과 전립선염 등의 요로감염도 방광의 지각신경을 자극하여 빈뇨를 일으킵니다. 심인성 빈뇨는 방광이나 요도에 문제가 없는데도 긴장 또는 요실금에 대한 불안함 때문에 자주 화장실을 찾는 경우입니다.

005

야간 빈뇨는 수면 장애와
관련이 깊다

야간 빈뇨에 관한 고민은 고령일수록 늘어납니다. 밤에 수시로 눈이 떠지므로 낮에는 수면 부족 상태일 때가 많아서 쉽게 넘어지며 금세 컨디션 난조에 빠지기도 합니다.

야간 빈뇨의 주요 원인은 세 가지입니다. 첫 번째는 야간 소변량이 많아지는 야간 다뇨입니다. 나이가 들면서 항이뇨 호르몬(소변량 감소 작용을 하는 호르몬)의 분비량이 줄어들기 때문에 주간에 비해 적었던 야간 소변량이 많아집니다. 두 번째 원인은 과민성 방광(53쪽 참고)이나 전립선 비대증(61쪽 참고) 등의 영향으로 방광의 유연성이 사라지기 때문입니다. 그러면 방광에 저장할 수 있는 소변량이 줄어들어 적은 소변량에도 요의를 느끼며 잠에서 깹니다. 세 번째는 수면 장애 등으로 깊이 잠들지 못하는 상태인데 요의 때문에 눈이 떠진다고 착각하는 경우입니다. 이런 경우에는 수면의 질을 높이면 야간 빈뇨도 개선됩니다.

또 여러 원인이 겹쳐져서 야간 빈뇨 증상이 나타나기도 합니다.

006

낮 동안 5~7회, 자기 의지로 배뇨를 조절할 수 있고 잔뇨감이 없어야 한다

정상적인 배뇨는 다음과 같은 상태를 가리킵니다.

- 자기 의지로 배뇨를 조절할 수 있다. 요의를 느껴도 어느 정도 참을 수 있다.
- 의식해서 배에 힘을 주지 않아도 소변을 볼 수 있다.
- 소변 줄기에 힘이 있고 중간에 끊기지 않는다. 배뇨 시간은 30초 이내다.
- 잔뇨감이 없고 배뇨 후 바로 다시 화장실에 가고 싶어지지 않는다.
- 1회 배뇨량이 약 200~400ml로, 1일 소변량이 1,000~2,000ml다.
- 낮 동안 배뇨 횟수가 5~7회 정도이며 야간은 0~1회다. 단, 나이나 계절, 정신상태, 수분 섭취량 등에 따라 배뇨 횟수는 달라진다.

야간 빈뇨는 '취침 후 배뇨 때문에 1회 이상 잠에서 깨는 현상 자체라기보다 이로 인해 일상생활에 지장이 생긴 상태'를 말합니다. 자리에 누워 잠들기 전까지는 배뇨 횟수에 포함시키지 않습니다.

배뇨 횟수가 적다고 좋은 것은 아닙니다. 횟수가 너무 적으면 콩팥에 가해지는 부담이 지나치게 커집니다.

또 밤에는 항이뇨 호르몬 작용으로 소변량이 억제되면서 수면의 질을 높입니다. 항이뇨 호르몬은 뇌하수체에서 분비되어 콩팥에 작용합니다. 동시에 취침 중 탈수를 예방하는 역할도 합니다.

007

갑자기 소변 보는 시간이 길어진다면
배뇨 기능을 의심해야 한다

"인간을 포함한 포유류의 배뇨 시간은 약 21초이다." 노벨상의 패러디 버전이라 불리는 이그노벨상 수상자의 연구 결과입니다. 사자와 개처럼 몸무게가 크게 차이 나는 동물이라도 평균 배뇨 시간은 같다는 것이지요. 이 흥미로운 사실은 포유류의 몸무게와 방광의 크기, 그리고 요도의 굵기가 비례함을 의미합니다. 몸이 크면 방광도 커지고 요도도 두꺼워지므로 배뇨 시간은 몸 크기와 관계없이 일정해지는 것입니다.

그러나 21초 이상 걸린다고 해서 반드시 문제가 있는 것은 아닙니다. 인간은 다른 포유류보다 오래 삽니다. 40대 이상이 되면 서서히 배뇨 시간이 길어지는데 이는 단순한 노화 현상으로, 질병이 아닙니다. 그러나 갑자기 배뇨 시간이 길어졌다면 주의가 필요합니다. 소변을 보는 시간이 예전에는 30초였는데 갑자기 1분이 되었다면 배뇨 기능에 이상이 생긴 상태일지도 모릅니다. 정밀 검사로 배뇨를 방해하는 원인을 밝혀내고 그에 맞추어 적절한 치료를 진행해야 합니다.

24

008

~~~~~~

빈뇨·요실금이 여성에게
많은 이유는?

여성은 남성보다 요도가 짧고 임신·출산으로 골반저근이 약해지기 때문에 빈뇨·요실금 증상이 더 많이 나타납니다. 폐경 후에는 여성 호르몬 분비 감소로 인해 여성 환자 수가 더욱 증가합니다. 여성의 골반 안쪽에 있는 질은 비어 있는 장기로, 출구를 꼭 조이는 구조가 아닙니다. 요도나 항문에는 괄약근이 있어서 안에 있는 것이 바깥으로 나오지 않도록 조여주는 기능을 하지만 질에는 이런 괄약근이 없습니다. 의식적으로 골반저근을 조이지 않는 한, 질의 출구는 늘 열린 상태입니다. 그래서 배에 압력이 가해지면 방광이나 자궁이 질 밖으로 나오는 골반장기탈출증(69쪽 참고)이 일어나기 쉬운 것이지요. 이 골반장기탈출이 요실금의 원인이 되어 재채기하거나 무거운 물건을 들 때, 계단을 뛰어 내려갈 때 소변이 새기도 합니다.

아랫배에 힘이 들어갈 때 소변이 새는 복압성 요실금은 특히 여성에게 많이 나타납니다. 반면에 남성은 전립선암 수술 후처럼 극히 드문 경우에만 복압성 요실금이 나타납니다.

009

배뇨가 불편하다면
지체 없이 병원을 찾아라

'화장실에 가는 횟수가 늘었다', '자다가 화장실 때문에 몇 번이나 잠에서 깬다', '재채기할 때 소변이 샌다'……. 배뇨와 관련하여 신경 쓰이는 부분이 있다면 우선 가까운 의료기관에서 상담을 받아보세요. 만약 그곳에서 비뇨의학과 검사를 권한다면 비뇨의학과가 따로 있는 병원을 방문합니다. 물론 집 근처에 비뇨의학과가 있으면 처음부터 비뇨의학과 검사를 받는 편이 좋겠지요.

빈뇨·요실금 같은 배뇨 장애일 때는 병원에서 보통 맨 먼저 소변 채취와 초음파 검사 등 몸에 부담이 적은 검사를 진행합니다. 빈뇨·요실금은 생명에 직결되는 질병이 아니지만, 방광염이나 요도결석 같은 양성 질환뿐만 아니라 드물게 방광암 등이 숨어 있기도 합니다. 또 질병이 아니더라도 그대로 방치하면 콩팥 기능이 급격히 저하되는 급성신부전으로 발전하거나 고열을 일으킬 수 있습니다. 검사 결과 큰 질병이 없는 경우라면, 식생활 개선이나 운동요법 등으로 증상이 개선되기도 합니다.

2장

빈뇨 · 요실금의
증상, 원인

010

갑자기 참기 힘든 요의를 느낀다면
과민성 방광이 원인일 수 있다

빈뇨와 요실금에도 여러 유형이 있는데, 유형마다 특징적 증상
이 있어서 어느 정도는 스스로 판단할 수 있습니다. 예를 들어, 갑
자기 참기 힘든 요의를 느끼고 곧장 화장실에 가야 한다면 과민
성 방광(53쪽 참고)이 원인일 가능성이 있습니다. 갑자기 화장실을
찾는 횟수가 늘고 배뇨 시 통증이 있다면 급성 방광염(71쪽 참고)
으로 인한 빈뇨일 확률이 높습니다.

이 밖에도 다양한 원인으로 빈뇨가 일어나는데 그 원인을 정확
하게 특정할 수 있는 사람은 전문의뿐일 것입니다. 빈뇨의 조짐이
보이면 병원 검사를 통해 원인을 파악하여 적절한 대책을 마련해
야 합니다.

요실금은 복압 상승으로 일어나는 '복압성 요실금', 매우 급한
요의가 몰려오는 '절박성 요실금', 복압성과 절박성의 혼합형인
'혼합성 요실금', 전립선 비대증에 많은 '일류성 요실금'과 같이
주로 네 가지 유형입니다.

29쪽 차트를 참고하여 자신이 어떤 유형의 요실금인지 확인해

볼 수 있습니다. 어디까지나 대략적인 유형을 구분해 놓았으므로, 참고용으로만 활용하시기 바랍니다.

요실금 유형 구분 차트

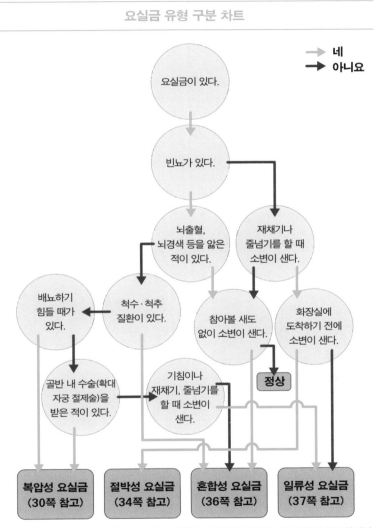

○ 본 차트는 참고용입니다. 정확하게 진단하려면 의사의 진찰이 필요합니다.

011

기침이나 재채기를 할 때 살짝 소변이 샌다면
골반저근이 느슨해졌기 때문이다

기침이나 재채기를 할 때처럼 배에 힘이 들어가는 순간 자기도 모르게 소변이 새는 것은 '복압성 요실금'입니다. 크게 웃을 때나 무거운 것을 들어 올릴 때 소변이 새기도 합니다.

여성에게 가장 많은 요실금 유형으로 40세 이상, 비만, 2회 이상 분만 경험이 있는 사람(자연분만) 등에서 자주 나타납니다.

주요 원인은, 방광이나 요도를 지탱하는 골반저근(42쪽 참고)이 느슨해지면 요도를 조여주는 요도 괄약근(50쪽 참고)의 기능이 저하되면서 요도가 꽉 조이지 않게 되기 때문입니다.

보통은 복압이 가해져도 그보다 큰 힘으로 요도가 조여지기 때문에 소변이 새지 않습니다. 그러나 골반저근이 느슨해져 방광이나 요도가 불안정한 상태가 되면 방광의 출구가 쉽게 열려서 요도가 충분히 조여지지 않습니다. 또 요도 괄약근의 기능이 저하되면 순간적으로 조이는 힘이 약해집니다. 상당수의 경우는 이 두 가지 문제가 겹쳐져서 복압성 요실금이 발생합니다.

골반저근이 느슨해지기 쉬운 사람으로는 출산한 사람, 나이가 들면서 근력이 저하되거나 여성 호르몬 분비가 적어진 사람, 비만인 사람 등을 들 수 있습니다. 출산한 사람에게 복압성 요실금이 많은 이유는 출산 시 골반저근이 당겨지면서 손상을 입기 때문입니다. 또 갱년기나 폐경기 전후에는 여성 호르몬 분비가 감소합니다. 요도 주위의 근육을 팽팽하게 만드는 작용을 하는 에스트로겐이라는 여성 호르몬의 분비량도 줄어들면서 골반저근이 탄력을 잃고 느슨해집니다.

비만도 골반저근을 느슨하게 하는 원인입니다. 살이 찌면 지방이 많아지고 근육은 줄어드는 데다가 무거운 장기와 지방을 지탱하느라 골반저근이 지치고 약해져서 늘어지기 때문입니다.

참고로 화장실에서 배에 힘을 주는 동작도 골반저근에 부담을 가합니다. 변비기가 있어 화장실에서 지나치게 배에 힘을 주는 배변 습관이 있는 사람은 주의가 필요합니다.

요실금 비율

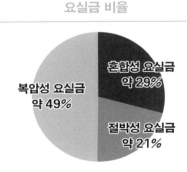

출처: Hunskaar S, et al. Epidemiology of Urinary and Faecal incontinence and Pelvic organ prolapse. In: Incontinence. Edit. 2005, Vol. 1. Plymouth, UK: Health Publications, 2005, pp. 255-312에서 수정.

012

갑자기 몹시 급한 요의가 몰려온다면 과민성 방광일 가능성이 크다

갑자기 밀려오는 강렬한 요의를 '요의 절박감(요절박)'이라고 합니다. 이는 과민성 방광(53쪽 참고)의 한 가지 증상으로, 이런 현상이 반복된다면 과민성 방광일 가능성이 큽니다.

과민성 방광에는 다음과 같은 세 가지 증상이 나타납니다.

① 요절박

갑자기 강한 요의가 몰려와서 참지 못하고 화장실로 달려가야 하는 상태를 말합니다. 과민성 방광에서 꼭 나타나는 가장 대표적 증상입니다.

② 빈뇨

'주간 빈뇨'와 '야간 빈뇨'로 구분하며 배뇨 횟수가 낮 8회 이상, 취침 중 1회 이상이면 빈뇨일 가능성이 있습니다. 빈뇨만으로 과민성 방광이라고는 할 수 없으며 방광염이나 심인성 빈뇨 등 다양한 가능성이 있습니다.

③ 절박성 요실금

갑작스럽고 강한 요의 때문에 화장실에 도착하기 전에 소변이 새는 상태를 말합니다.

일본배뇨기능학회의 조사(2003년)에 따르면 40세 이상 남녀의 12.4%는 과민성 방광 증상이 있으며, 과민성 방광이 의심되는 사람이 810만 명일 정도로 매우 많은 사람에게 나타나는 증상입니다. 이는 현재의 인구 비율로 환산할 때 1,000만 명이 넘는 수입니다. 생명을 위협하는 심각한 질환은 아니지만, 급격한 요의는 삶의 질을 떨어뜨리므로 적절한 치료가 필요합니다.

과민성 방광에서 나타나는 세 가지 증상

① 요절박
갑자기 참지 못할 정도로
강한 요의를 느끼는 증상.

주간 빈뇨
잠들기 전까지 8회 이상
화장실에 간다.

② 빈뇨

야간 빈뇨
취침 후 1회 이상 화장실
에 간다.

요절박

절박성
요실금

과민성 방광

요절박이 반드시 나타나며, 보통은 빈뇨
(주간 빈뇨나 야간 빈뇨)를 동반한다. 때에
따라 절박성 요실금 증상도 나타난다.

③ 절박성 요실금
요절박을 느끼며 화장실에 도착
할 때까지 참지 못하고 소변이
새어 나온다.

013

요의를 느낀 순간 꽤 많은 양의
소변이 나왔다면 절박성 요실금

요의를 느끼고 소변을 참을 새도 없이 바로 소변이 새는 증상은 '절박성 요실금'이라고 하며 과민성 방광(53쪽 참고)일 가능성이 있습니다. 건강한 방광은 소변을 가득 저장할 수 있어서 소변이 충분히 모인 뒤에 요의를 느낍니다. 또 요의를 느껴도 100ml 정도는 더 저장할 수 있어 어느 정도는 참을 수가 있습니다. 그러나 과민성 방광일 때는 적은 양의 소변에도 방광이 민감하게 반응하여 배뇨를 촉진하는 수축이 시작됩니다. 이 과정이 너무도 급격하게 일어나서 화장실에 가기도 전에 소변이 새는 것이지요.

사소한 자극으로 이런 증상이 나타나기도 합니다. 화장실을 떠올리는 것만으로 요의가 느껴지기도 하고 냉수나 냉기를 접하기만 해도 요의가 강하게 몰려오는 일도 있습니다. 이런 증상은 일상생활에 지장을 초래하므로 적절한 대책과 치료가 필요합니다. 절박성 요실금은 과민성 방광의 증상이긴 하지만, 방광염 같은 요로 감염증이나 뇌 질환에서도 나타나므로 반드시 전문의와 상담하기 바랍니다.

014

추울 때 화장실에 자주 간다면
몸을 따뜻하게 해주어야 한다

몸이 차가운 것은 빈뇨와 매우 관계가 깊습니다. 실제로 겨울에 화장실 가는 횟수가 늘고 추운 지역에 사는 사람이 과민성 방광이 될 확률이 높습니다. 그런데 왜 몸이 차가우면 빈뇨와 같은 소변 문제가 더 많이 일어날까요?

사람의 피부에는 온도를 느끼는 센서가 있습니다. 그 가운데 하나가 'TRPM8'이라 불리는 냉감 수용체인데 단백질로 만들어져 있으며, 일정 온도 이하에서 차가움을 느끼고 뇌로 전달합니다. 이른바 '냉감 센서' 기능을 하는 TRPM8이 사실은 방광 안에도 있습니다. 즉 피부로 차가움을 느끼면 방광 안의 TRPM8이 자극을 받아서 요의를 일으키는 것입니다. 또 여성은 폐경 등으로 난소 기능이 저하되면 체내에 TRPM8이 증가합니다.

중년층 이상 여성은 차가움에 더 민감해지고 방광도 이에 반응하여 배뇨 횟수가 증가하게 됩니다. 과민성 방광이 여성에게 더 많이 나타나는 이유입니다. 이런 경우에는 냉감 센서가 필요 이상으로 작동하지 않도록 평소에 몸을 따뜻하게 하는 것이 중요합니다.

015

~~~~

한 시간마다 화장실에 가는데도
웃을 때 소변이 나온다면?

이런 경우는 복압성 요실금(30쪽 참고)과 절박성 요실금(34쪽 참고)이 합쳐진 '혼합성 요실금'일 가능성이 큽니다.

혼합성 요실금은 여성에게 많이 나타납니다. 여성 요실금 환자가 10명이라면 복압성 요실금이 5명, 절박성 요실금이 2명, 혼합성 요실금이 3명일 정도로 의외로 많은 사람이 혼합성 요실금으로 힘들어합니다. 특히 폐경기가 지난 50대 이상 여성에게 많이 나타납니다.

혼합성 요실금은 복압성과 절박성 증상 중에 더 강하게 나타나는 유형에 맞추어 치료를 진행합니다. 급작스러운 요의 때문에 소변이 새는 일이 많다면 절박성 요실금 치료를 진행합니다. 갑작스러운 요의라기보다 웃을 때 나오는 것처럼 자신도 모르게 어쩌다 새는 일이 많다면 복압성 요실금 치료를 진행합니다.

우선은 병원을 방문하여 검사를 받고 어떤 증상 때문에 가장 힘든지 의사와 상담하기를 바랍니다.

016

요의는 없는데 소변이 속옷에 묻을 만큼
조금씩 새는 이유는?

일류성 요실금에서 자주 보이는 증상입니다. '일류(溢流)'는 흘러넘친다는 뜻으로, 배뇨가 원활하게 되지 않아서 방광에 소변이 쌓여(잔뇨가 많아지고), 방광 용량의 한계를 넘으면서 소변이 조금씩 흘러넘쳐 나오는 현상입니다. 늘 소변이 새기 쉬운 상태이므로, 찝찝한 느낌이 들고 속옷의 얼룩과 냄새 때문에 신경이 쓰이기 마련입니다. 또 소변을 한 번에 제대로 배출하지 못하기 때문에 자주 화장실에 가게 됩니다.

일류성 요실금은 '평소에 요의를 잘 못 느낀다', '잔뇨감이 있다', '소변 줄기가 약하다', '배에 힘을 주지 않으면 소변이 나오지 않는다'와 같은 증상이 특징입니다.

배뇨가 원활하지 않은 원인은 두 가지입니다.

첫 번째는 방광이 늘어나 수축하는 힘이 약해져서 정상적인 배뇨가 어려운 경우입니다. 이는 자궁이나 직장 등 골반 안쪽의 장기 수술로 인해 신경이 손상되어 발생하기도 합니다. 또 당뇨병으로 말초신경이 마비되어 요의를 잘 느끼지 못하고 방광의 수축을 조절하지 못해서 이런 증상이 발생할 때도 있습니다.

두 번째는 방광 출구와 요도가 막혀서 소변을 정상적으로 배출하지 못하는 경우입니다. 이는 전립선 비대(61쪽 참고)가 있는 남성에게 많이 나타나며 비대해진 전립선이 요도를 막아서 생기는 증상입니다. 여성은 중증의 골반장기탈출증(69쪽 참고)으로 직장이나 자궁 같은 장기가 내려와 요로를 압박하여 배뇨를 방해하기도 합니다.

일류성 요실금의 원인

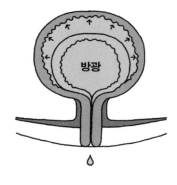

원인 1
방광 수축력이 약하다
당뇨병이나 골반 안쪽 장기의 수술 등으로 방광 수축력이 떨어져서 소변이 제대로 배출되지 않는다. 그래서 방광에 소변이 쌓이다가 가득 차면 조금씩 새어 나온다.

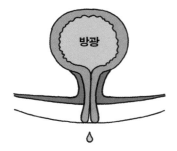

원인 2
방광 출구나 요도가 막혔다
전립선 비대증이나 골반장기탈출증 등의 원인으로 방광의 출구나 요도가 막히면 정상적인 배뇨가 불가능해 방광에 소변이 쌓인다. 그러다가 소변이 가득 차면 흘러나온다.

017

남성인데 소변을 다 본 후 속옷에 소변이 약간 새는 이유는?

이는 '배뇨 후 요점적'이라는 요실금의 한 종류입니다.

소변을 다 봤다고 생각했는데 잠시 후에 요도에 남아 있던 소변이 새어 나오는 현상입니다. 특히 40대부터 나타나기 쉬우며 중년층 이상 남성의 상당수가 경험하는 일입니다.

고환 바로 뒤쪽에 '구부요도'라는 부분에 소변이 고였다가 배뇨 후 약간 새어 나오는 것입니다.

배뇨 후 요점적의 원인은 크게 두 가지입니다. 첫 번째는 요도를 조이는 역할을 하는 근육인 '구해면체근'의 기능 저하입니다. 이 근육이 꽉 조이면서 소변을 끝까지 내보내는 역할을 하는데 나이가 들면서 근육이 쇠퇴하면 소변을 마지막 한 방울까지 내보내기가 어려워집니다.

두 번째 원인은 소변을 내보내는 힘이 약해져서 소변이 남아 있을 때입니다. 주로 전립선 비대증으로 소변 줄기가 약해지는 경우입니다.

증상을 개선하는 데는 구해면체근을 강화하는 골반저근 운동

(제8장 참고)이 효과적입니다. 또 전립선 비대증이 있는 경우에는 전립선 비대증 치료가 배뇨 후 요점적 개선에 가장 좋은 방법입니다.

근본적인 대책은 아니지만, 배뇨 후 요점적을 방지하기 위해 외부 자극으로 소변을 배출시키는 방법도 있습니다. 요도 안에 남은 소변을 손가락으로 눌러서 배출하는 방식입니다.(198쪽 참고)

이 동작을 습관화하면 배뇨 후 요점적 현상을 예방할 수 있습니다.

배뇨 후 요점적 발생 구조

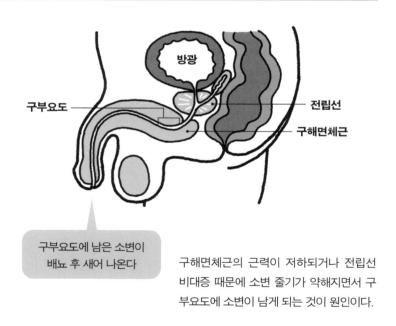

구부요도에 남은 소변이 배뇨 후 새어 나온다

구해면체근의 근력이 저하되거나 전립선 비대증 때문에 소변 줄기가 약해지면서 구부요도에 소변이 남게 되는 것이 원인이다.

018

빈번하게 화장실에 가는데도
잔뇨감이 있다면?

'소변을 본 후에도 소변이 남아 있는 느낌이 든다', '소변이 다 나오지 않고 찝찝하다'와 같은 감각이 잔뇨감입니다. 잔뇨감의 원인은 실로 다양합니다.

남성의 경우, 전립선 비대증에 따른 배뇨 장애가 특히 많은 편입니다. 비대해진 전립선이 요도를 압박하여 소변이 나오는 것을 방해하면서 잔뇨감을 유발합니다. 또 당뇨병에 따른 말초신경장애, 척추관협착증에 따른 방광으로 가는 신경 압박이 원인일 때도 있습니다.

또 자궁암·직장암 수술로 방광을 수축시키는 신경이 손상되면 방광이 제대로 수축하지 못해서 잔뇨감이 생기기도 합니다.

이처럼 잔뇨감은 다양한 원인으로 발생합니다. 증상만으로 원인을 찾아내기는 어려우므로 일상생활에 지장을 주는 증상이 나타나면 비뇨의학과 검사를 받아보기 바랍니다.

019

'골반저근'은
남녀 모두에게 있을까?

골반저근은 남녀 골반 아래쪽에 있으며 방광, 직장, 자궁과 같은 골반 내 장기를 밑에서 받쳐주는 역할을 합니다. 방광 위치를 안정적으로 잡아주며 틀어지거나 내려가지 않도록 하는 중요한 역할입니다.

골반저근은 다양한 근육과 근막, 인대(뼈와 뼈를 잇는 섬유조직) 등으로 구성되어 정식 명칭은 '골반저근군'입니다.

골반 내부를 배 쪽에서 보면, 치골이 있고 방광과 요도가 있으며 여성은 자궁과 질, 그 뒤에 직장과 항문, 그리고 꼬리뼈가 자리 잡고 있습니다.

골반저근은 이러한 장기를 아래에서 지탱하기 위해 치골에서 꼬리뼈까지 근육막 같은 것이 둘러쳐진 모습입니다. '해먹'을 떠올리면 어떤 상태인지 쉽게 이해가 될 것입니다.

골반저근은 내장과 장기를 아래서 받쳐주는 역할을 하는 동시에 소변이 샐 것 같으면 방광 출구와 요도를 조여 소변이 새지 않도록 해줍니다. 또 항문 괄약근과 연계하여 대변이 새지 않도록 하는 기능도 합니다.

참고로 여성은 요도, 질, 항문이라는 세 가지 관이 골반저근을 관통하기 때문에 남성보다 골반저근이 느슨해지기 쉬운 구조이며 이런 점이 복압성 요실금(30쪽 참고)의 원인으로 작용합니다.

골반저근군의 위치와 기능

남성

남성의 골반저근은 방광과
직장을 지탱하고, 요도와 항문을
조이는 기능을 한다.

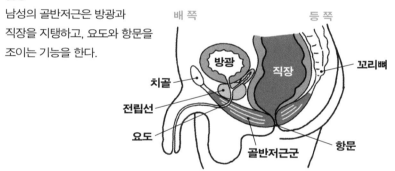

여성

여성의 골반저근은 자궁과
방광·직장을 지탱하고, 질·요도·
항문을 조이는 기능을 한다.

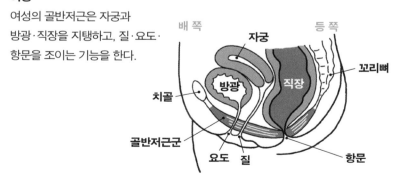

020

여성의 골반저근은
임신·출산으로 약해진다?

노화에 따른 근력 저하, 비만 등 여러 원인으로 골반저근이 약해지는데 여성의 경우에는 임신과 출산도 주요 원인이 됩니다.

임신 중에는 태아의 몸무게와 함께 양수와 태반까지 지탱하느라 골반저근에 가해지는 부담이 매우 커집니다. 게다가 출산 때는 골반저근이 쭉 잡아당겨지므로 근육이 느슨해집니다. 그래서 출산 후 요실금을 경험하는 사람이 많은 것입니다.

다만, 젊은 나이에는 골반저근이 늘어났다가도 4개월 정도 지나면 회복됩니다. 그러나 심하게 손상된 근육은 그 여파가 남아 나이가 들면서 쉽게 느슨해집니다. 특히 자연분만(질을 통해 출산한 경우)으로 자녀를 여러 명 출산한 사람은 이런 경향이 두드러집니다.

출산 경험이 있는 사람에게 복압성 요실금(30쪽 참고)이 많이 나타나는 등 빈뇨·요실금을 겪는 여성이 많은 이유는 골반저근이 약해지기 쉬운 조건 때문이라고 볼 수 있습니다.

021

폐경 후 여성의 골반저근은 약해지는 속도가 빨라진다

여성은 폐경으로 여성 호르몬 분비가 감소하면서 몸에 여러 변화가 나타납니다. 빈뇨와 요실금을 포함하여 질 건조, 따끔거림, 잦은 방광염 등 증상은 무척 다양합니다.

폐경으로 인한 여성 호르몬 저하와 관련하여 일어나는 요로·음부의 문제를 GSM(Genitourinary Syndrome of Menopause＝폐경 비뇨생식기증후군)이라고 하며 이에 대한 인식이 점차 확대되고 있습니다. 참고로 'Genitourinary'는 비뇨생식기, 'Menopause'는 폐경을 의미합니다.

골반저근 약화도 GSM의 한 가지로, 특히 요도와 그 주변 근육에 탄력을 주는 에스트로겐이라는 여성 호르몬 분비 감소가 주요 원인입니다. 또 폐경 전후에 요도 주변 조직이 위축될 때도 골반저근에 손상을 가져옵니다.

이런 증상에 운동 부족, 노화, 비만에 따른 근력 저하가 더해지면 골반저근이 약해지는 속도가 더욱 빨라지는 것이지요.

022

나쁜 자세나 운동 부족은
골반저근을 약하게 만든다

자세가 나빠서 골반저근이 약해지지는 않으므로 걱정할 필요는 없습니다.(그래도 자세는 바르게 해야겠지요.) 그러나 운동 부족은 골반저근 약화의 원인이 됩니다. 골반저근뿐만 아니라 어떤 근육이든 사용하지 않으면 근육이 위축되고 혈액순환이 원활하게 이루어지지 않아 결국 근 기능(근력)이 저하됩니다. 골반저근도 마찬가지입니다. 운동이 부족하면 골반저근의 근 기능이 떨어집니다.

근력 운동이나 스트레칭으로 팔과 다리, 몸통은 단련하지만, 대부분 골반저근을 단련하지는 않습니다. 의식적으로 자극할 일이 적어서 팔다리 근육보다 골반저근의 근력 저하가 빨리 진행되는지도 모릅니다.

근육을 자극하는 만큼 근육 기능은 향상됩니다. 팔다리를 단련하듯 골반저근도 운동으로 근력을 키워주세요. 이때는 골반저근 운동(제8장 참고)이 효과적입니다. 항문과 질을 조였다가 펴면서 요도 괄약근(50쪽 참고)과 골반저근을 자극할 수 있습니다.

023
~~~

변비나 비만이 있는 사람의 골반저근이
약해지기 쉬운 이유는?

　변비가 있는 사람은 어떻게든 변을 보려고 배에 힘을 잔뜩 주기 마련입니다. 이처럼 배에 힘이 들어가면 복부에 압력이 가해지며 여러 장기를 받쳐주는 골반저근에도 엄청난 부담을 주게 됩니다. 이런 상황이 반복되면 손상된 골반저근이 느슨해집니다. 평소 변을 볼 때 배에 너무 힘을 주지 않도록 유의하고 변비약을 적절히 활용하여 배변 활동을 원활하게 하는 것도 골반저근 건강을 지키는 좋은 방법입니다. 충분히 수분을 섭취하고 식이섬유가 풍부한 음식을 챙겨 먹는 일도 무척 중요합니다.

　배에 압력을 가하는 일이 잦으면 복압성 요실금(30쪽 참고)이 발생할 위험이 커집니다. 일상생활이나 업무 중에 무거운 물건을 자주 드는 사람은 특히 주의해야 합니다.

　비만이 골반저근 약화를 초래하는 이유는 무거운 지방과 내장을 지탱하느라 골반저근에 무리가 가면서 근육이 늘어나 손상되기 때문입니다. 게다가 살이 쪄서 지방이 증가하면 근육은 감소하여 마이너스 요인으로 작용합니다.

024

골반저근이 약해진 상태인지
스스로 알 수 있는 체크리스트

골반저근은 방광이나 신장, 요관, 요도 등 많은 비뇨기를 아래서 받쳐주는 중요한 역할을 합니다. 그뿐만 아니라 골반저근이 제대로 기능해야 직장과 자궁, 난소와 같은 장기가 본래의 위치에서 정상적으로 제 역할을 할 수 있습니다.

그러므로 골반저근이 약해지면 방광과 자궁, 직장의 위치가 내려가서 질을 통해 몸 밖으로 돌출되는 '골반장기탈출증'(69쪽 참고)이 일어나기도 합니다. 또 빈뇨와 요실금의 상당수는 골반저근이 약해져서 발생합니다. 골반저근은 복부에 있는 횡격막, 복부 전체를 덮는 배가로근, 등뼈를 지탱하는 다열근 등 다양한 자세를 유지하는 근육과도 연동되기 때문에 골반저근의 쇠퇴는 체형의 균형을 망가뜨리는 요인이 됩니다.

골반저근은 나이가 들면서 탄력성을 잃습니다. 특히 여성은 출산과 갱년기에 따른 여성 호르몬 감소로 근력과 유연성이 저하되기 때문에 골반저근이 약해지지 않도록 주의를 기울여야 합니다. 골반저근은 몸 안쪽 깊이 자리하여 눈으로 확인할 수는 없습니다. 골반저근 상태를 가늠해볼 수 있는 체크리스트를 준비하였으니 참고하여 주시기 바랍니다.

당신의 골반저근은 건강합니까?

해당하는 내용에 ☑ 표시해보세요.

〔생활습관 체크〕
- ☐ 앉아 있을 때 무릎을 벌리게 된다.
- ☐ 장시간 앉아 있을 때가 많다.
- ☐ 폐경이 지났다.
- ☐ 무거운 물건을 들어 올리는 일이 많다.

〔출산 경험 체크〕
- ☐ 임신·출산 경험이 있다.
- ☐ 3명 이상 출산하였다.
- ☐ 임신 중이나 출산 후 요실금을 경험하였다.
- ☐ 3.5kg 이상의 아기를 출산하였다.
- ☐ 초산 시 35세 이상이었다.

〔배뇨·배변 체크〕
- ☐ 기침이나 재채기할 때 소변이 새기도 한다.
- ☐ 자주 변비가 생기고 화장실에서 힘을 줄 때가 많다.
- ☐ 때때로 잔뇨감을 느낀다.
- ☐ 갑자기 요의를 느낄 때가 있다.

〔골반저근 쇠퇴 정도〕

☑ **3개 이하:** 골반저근이 건강한 상태입니다. 그러나 방심은 금물입니다. 일상생활에서 주의를 기울이고 운동을 시작하여 지금 상태를 유지하세요.

☑ **4~7개:** 골반저근 쇠퇴가 진행되고 있습니다. 골반저근 운동(제8장 참고)을 지금 바로 시작해보세요.

☑ **8개 이상:** 골반저근에 가해지는 부담이 큽니다. 자각 증상이 있을 수도 있습니다. 서둘러 병원을 방문해 진찰을 받고 골반저근 건강을 되찾아 보세요.

○ 이 체크리스트는 어디까지나 참고용입니다. ☑가 많은 사람은 물론, 해당 항목 수가 적더라도 평소에 빈뇨·요실금으로 고민하는 사람은 골반저근이 이미 약해진 상태일 수 있습니다. 반드시 전문의와 상담하시기 바랍니다.

025

배뇨를 조절하는 '요도 괄약근'은
어떤 근육인가?

요도 괄약근은 요도를 조였다가 펴면서 배뇨를 조절하는 근육입니다. 수도꼭지 같은 존재라고 생각하면 이해하기 쉽겠지요.

방광에서 요도로 연결되는 부분에 있는 것이 내요도 괄약근이고 조금 아래에 골반저근을 관통하는 부분에 있는 것이 외요도 괄약근입니다.

내요도 괄약근은 긴장 유지와 수축을 조절하는 평활근[가로무늬가 없는 근육]으로 자기 의지대로 움직일 수 없는 근육입니다.(불수의근)

외요도 괄약근은 수의운동과 관계있는 횡문근[가로무늬가 있는 근육]으로, 팔다리 근육처럼 자유롭게 움직일 수 있습니다.(수의근) 두 괄약근 모두 요도를 둘러싸듯 자리합니다.

소변을 모을 때는 내요도 괄약근이 무의식중에 요도를 조이는 동시에 의식적으로 외요도 괄약근을 꽉 조이면서 이중 잠금장치로 소변이 새는 것을 방지합니다.

방광에 소변이 모이면 척수 신경을 지나 뇌로 신호가 보내져서 요의를 일으킵니다. 화장실에 갈 수 있는 상황이면 내요도·외요도 괄약근이 모두 느슨해지면서 배뇨가 진행됩니다.

그러나 곧바로 화장실에 가지 못하는 때에는 '아직 내보내지 마시오'라는 신호가 뇌에서 방광과 요도로 전해집니다. 그러면 자기 의지로 조절 가능한 외요도 괄약근을 꽉 수축하여 소변이 새지 않도록 합니다. 요의가 없을 때도 '혹시 모르니 미리 화장실에 다녀와야지'라고 생각할 때는 의식적으로 외요도 괄약근을 느슨하게 하여 배뇨합니다.

요도 괄약근의 기능

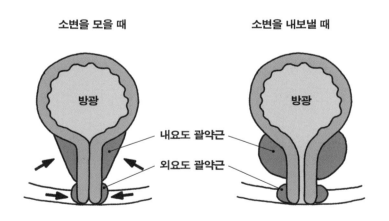

소변을 모을 때

소변을 내보낼 때

방광

방광

내요도 괄약근

외요도 괄약근

소변을 모을 때는 내요도 괄약근과 외요도 괄약근 모두 수축하여 소변이 새지 않도록 이중 잠금장치가 작동한다.

요의를 느끼고 뇌에서 '배뇨 가능'이라는 신호가 전달되면 내요도와 외요도 괄약근이 느슨해지며 배뇨한다.

026

요도 괄약근이 약해지기
쉬운 사람의 특징은?

요도 괄약근은 성별과 관계없이 나이가 들면서 약해집니다. 특히 여성은 폐경기 전후 여성 호르몬 감소로 골반저근(42쪽 참고)이 느슨해지기 시작하면서 외요도 괄약근의 기능이 눈에 띄게 저하됩니다.

요도가 꽉 조이지 않아서 나타나는 복압성 요실금(30쪽 참고)이 폐경 전후 여성과 고령 여성에게 많이 나타나는 이유도 이 때문입니다.

여성은 출산 시 요도 괄약근이 잡아당겨져서 손상을 입는데 이 점도 요도 괄약근 기능 저하에 영향을 줍니다. 자연분만(질을 통해 출산)으로 자녀를 여러 명 낳은 사람은 요도 괄약근에 가해진 부담이 큰 만큼 기능이 저하될 위험이 커집니다.

남성도 나이가 들면서 요도 괄약근의 근력과 그 움직임을 조절하는 신경 기능이 저하됩니다. 이것이 중년층 이상 남성에게 많은 배뇨 후 요점적(39쪽 참고)의 원인이 됩니다. 또 남성의 전립선 비대증(61쪽 참고)도 요도 괄약근의 기능을 방해합니다.

027

빈뇨·요실금의 주요 원인인
'과민성 방광'이란?

방광은 아랫배 중앙에 있으며 요관으로 좌우 콩팥과 연결되어 있습니다. 콩팥에서 내보내는 소변은 방광에 저장되다가 어느 정도 모이면 요도를 통해 몸 밖으로 나옵니다. 즉 방광은 소변을 일시적으로 저장하는 기관입니다.

과민성 방광은 '방광에 소변을 충분히 저장하지 못하는 질병'입니다. 보통은 200~300ml가 되면 요의를 느끼기 시작하고 400ml면 더 참지 못하고 화장실에 갈 정도의 최대 요의를 느낍니다. 그러나 과민성 방광이 되면 200~300ml에서 이미 최대 요의를 느껴서 배뇨를 참지 못합니다. 그래서 빈뇨·요실금 같은 소변 관련 문제가 발생하는 것이지요.

건강한 방광은 소변을 모을 때는 풍선처럼 부풀고 소변이 충분히 찬 후에는 수축해서 소변을 내보냅니다. 과민성 방광은 충분히 소변이 모이지 않았는데도 수축이 일어나기 때문에 갑작스러운 요의를 느끼며 화장실로 달려가는 사태가 펼쳐지는 것입니다.

원인은 크게 두 가지로 나눌 수 있습니다. 첫 번째는 신경 장애로 일어나는 '신경인성'입니다. 이 경우는 원인이 분명합니다. 뇌경색이나 뇌출혈 등의 후유증, 척추 장애, 당뇨병으로 인한 말초신경 장애가 과민성 방광을 유발합니다.

다른 하나는 '비신경인성'으로, 신경 장애가 전혀 없는데도 과민성 방광이 발생하는 경우입니다. 노화에 따른 방광의 기능·근력 저하, 골반저근 약화, 자율신경계의 불균형 등 다양한 이유를 생각해볼 수 있으나 대부분은 원인이 불명확합니다.

소변이 나오는 구조

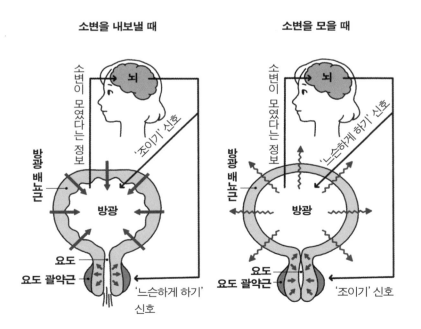

소변을 내보낼 때

소변을 모을 때

028

과민성 방광 진단표

병원에서는 '과민성 방광 증상 점수 설문지'(Overactive Bladder Symptom Score, OABSS)를 작성하여 진단과 치료 결과에 활용합니다. 보통 설문지는 아래의 4개 문항을 포함합니다. 어떤 내용을 확인하는 질문인지 설명을 덧붙였습니다.

① 아침에 일어나서부터 잠들 때까지 몇 번 정도 소변을 보았습니까?
→ 이 질문으로 '주간 빈뇨'가 있는지 확인합니다.
② 밤에 잠들어서 아침에 일어날 때까지 소변 때문에 몇 번 정도 잠에서 깼습니까?
→ 과민성 방광 증상으로 자주 나타나는 '야간 빈뇨'가 있는지 확인합니다.
③ 갑자기 소변이 마려워서 참기 힘들 때가 있었습니까?
→ '요절박'(32쪽 참고)이 있는지 확인합니다.
④ 갑자기 소변이 마려워서 참지 못하고 소변이 새어 나온 적

이 있었습니까?

→ '절박성 요실금'(34쪽 참고)이 있는지 확인합니다.

최근 1주일 동안의 배뇨 상황을 바탕으로 네 가지 질문에 답하고 점수를 매깁니다. ③번이 2점 이상이면서 합계가 3점 이상인 경우, 과민성 방광이라고 진단합니다. 또 5점 이하는 경증, 6~11점은 중증, 12점 이상이면 심각한 상태입니다.

해당 항목을 체크하여 점수를 내는 방식으로 일반인도 과민성 방광 여부를 간단히 확인할 수 있습니다. 다만, 다른 질병(방광암이나 전립선암, 결석 자궁내막증 등)일 가능성도 있으므로 자가 판단만으로는 위험합니다. 증상이 있는 경우 반드시 의사와 상담하시기 바랍니다.

과민성 방광 증상 점수 설문지(OABSS)

아래의 증상이 얼마나 자주 있었나요? 최근 1주일 동안 본인의 상태에 가장 가까운 것을 하나만 골라 점수 칸의 숫자에 동그라미를 그려주세요.

질문	증상	점수	빈도
1	아침에 일어나서부터 잠들 때까지 몇 번 정도 소변을 보았습니까?	0	7회 이하
		1	8~14회
		2	15회 이상
2	밤에 잠들어서 아침에 일어날 때까지 소변 때문에 몇 번 정도 잠에서 깼습니까?	0	0회
		1	1회
		2	2회
		3	3회 이상
3	갑자기 소변이 마려워서 참기 힘들 때가 있었습니까?	0	없음
		1	주 1회보다 적다
		2	주 1회 이상
		3	1일 1회 정도
		4	1일 2~4회
		5	1일 5회 이상
4	갑자기 소변이 마려워서 참지 못하고 소변이 새어 나온 적이 있었습니까?	0	없음
		1	주 1회보다 적다
		2	주 1회 이상
		3	1일 1회 정도
		4	1일 2~4회
		5	1일 5회 이상
합계 점수			점

○ 과민성 방광 진단 기준 ➡ 요절박: 점수(3번 문항)가 2점 이상이면서 합계가 3점 이상
○ 과민성 방광 중증도 판단(합계점) ➡ 경증: 5점 이하, 중증: 6~11점, 심각: 12점 이상

출처: 〈여성 하부요로증상 진료 가이드라인〉 [제2판]을 참고.

029

과민성 방광을 유발하는
주요 원인은 혈류 부족

　과민성 방광(53쪽 참고)의 원인은 무척 다양합니다. 뇌경색 후유증이나 파킨슨병과 같은 뇌 질환뿐만 아니라 남성은 전립선 비대증, 여성은 골반저근의 약화 등이 원인이 됩니다. 혈류 부족 또한 과민성 방광의 원인 가운데 하나입니다.

　몸 전반의 혈류가 저하되면 방광의 혈류도 저하됩니다. 그러면 방광에 있는 신경이 손상되거나 근육이 굳어지면서 방광의 유연성이 떨어집니다. 그 결과, 방광의 용량이 줄어들어 소변을 충분히 저장하지 못하고 손상된 신경이 과민하게 반응하며 작은 자극으로도 갑자기 방광이 수축합니다. 과민성 방광에서 나타나는 요절박(32쪽 참고)은 이런 이유로 발생할 때가 많습니다. 그런 의미에서 혈류 부족은 과민성 방광의 중요한 요인이라 할 수 있습니다.

　또 나이가 들면서 혈류 부족이 나타나기도 합니다. 전립선 비대나 골반저근 약화 역시 노화와 관련이 있습니다. 나이가 들면서 나타나는 과민성 방광은 이렇게 다양한 원인이 복합적으로 작용하여 발생합니다.

030

골반저근 약화도 과민성 방광의 원인이다

골반저근의 약화는 과민성 방광의 원인 가운데 하나입니다. 골반저근이 약해지면 골반저근이 느슨해져서 그 위에 있는 직장과 방광과 같은 장기를 지탱하지 못하고 내려오게 됩니다. 그러면 방광이 압박되어 요절박(32쪽 참고)을 쉽게 느끼고 방광 출구가 열리기 쉬워지면서 빈뇨·요실금 증상이 나타납니다.

여성은 임신과 출산으로 인한 골반저근 장애, 노화에 따른 근력 저하 등으로 남자보다 골반저근이 느슨해지기 쉽습니다. 이에 더해 여성 호르몬 감소에 따른 혈액순환 장애로 방광이 위축되면서 과민성 방광이 될 확률이 높아집니다.

또 스트레스로 인한 자율신경(의지와 관계없이 내장과 혈관의 움직임을 지배하는 신경)의 불균형도 여성에게서 흔히 보이는 과민성 방광의 원인입니다. 긴장하면 화장실에 가고 싶어지는 것도 이 때문입니다. '긴장＝스트레스'는 자율신경 기능에 영향을 끼치며 장기간의 스트레스는 과민성 방광을 초래합니다.

031

과민성 방광을 방치하면
'저활동성 방광'이 되기 쉽다

과민성 방광과 저활동성 방광은 전혀 다른 상태지만 과민성 방광을 방치하면 저활동성 방광이 되기도 합니다. 저활동성 방광은 '배뇨근 저활동' 또는 '배뇨근 무수축'이라고도 부릅니다. 건강한 방광은 소변을 모을 때 늘어나고 소변을 내보낼 때 수축하는데, 신축성이 매우 뛰어납니다. 그러나 저활동성 방광 상태에서는 수축력이 떨어져서 배뇨 시간이 길어지거나 방광에 모인 소변을 다 내보내지 못합니다. 이 상태가 오래 이어지면 서서히 배뇨 기능이 저하되며 요의를 잘 느끼지 못하게 됩니다. 방광에 늘 소변이 차 있는 상태이므로 세균에 쉽게 감염되고 결석이 생기기도 합니다. 더 진행되면 콩팥 기능 저하로 이어집니다.

모든 과민성 방광이 저활동성 방광이 되는 것은 아니지만, 전립선 비대증(61쪽 참고)에 따른 배뇨 장애는 저활동성 방광을 유발할 위험성이 있습니다. 전립선이 비대해지면 소변을 내보내기 어려워지고 방광이 늘 부푼 상태로 수축하지 않아 늘어난 고무처럼 되며, 최악의 경우 저활동성 방광에 이릅니다.

032

'전립선 비대'는
어떤 증상인가?

전립선은 남성에게만 있는 장기로 생식기의 일부입니다. 아랫배 중앙에 있는 방광 바로 아래 위치하며 방광에서 고환으로 뻗어 있는 요도를 감싸고 있습니다. 크기는 지름 4cm, 길이는 3cm 정도입니다. 밤톨만 한 크기로 형태도 밤톨과 비슷합니다.

전립선은 생식기와 비뇨기, 두 가지 역할을 담당합니다. 주된 역할은 생식기로서의 기능입니다. 전립선이 분비하는 '전립선액'은 정낭(정액주머니)에서 분비되는 정낭액과 함께 정액이 되어 정자에 영양분을 공급하며 정자를 활성화합니다. 또 여성 생식기 내에 들어가면 살균 작용으로 정자를 보호하는 역할도 합니다.

비뇨기로서 어떤 역할을 하는지 전부 밝혀지지는 않았지만, 전립선의 '중심대'(central zone)라고 불리는 부분이 배뇨 조절과 관련 있다는 사실이 알려져 있습니다.

전립선이 커지는, 즉 비대해지는 질병이 '전립선 비대증'입니다. 발병 원인으로는 노화와 호르몬 불균형을 들 수 있습니다.(63쪽 참고) 전립선 중심부로 요도를 감싸고 있는 '이행대'(transition zone)라는 부위가 비대해지며 발생합니다.

이 부위가 비대해지면 요도가 압박되어 좁아지고 빈뇨와 잔뇨감(41쪽 참고), 배뇨 곤란과 같은 문제가 일어납니다. 소변과 관련된 문제는 삶의 질에 영향을 미칠뿐더러 심각한 상태로 증상이 발전되기도 합니다. 무엇보다 조기 진단과 적극적인 치료가 중요합니다. 참고로 전립선이 비대해져도 배뇨와 관련한 이상 증세가 나타나지 않으면 전립선 비대증이라고 하지 않습니다.

전립선과 방광·요도의 위치 관계

방광 바로 아래, 요도의 뿌리 부분을 둘러싸고 있는 것이 전립선이다.

방광
직장
정낭
사정관
항문
요도
전립선

전립선 비대의 구조

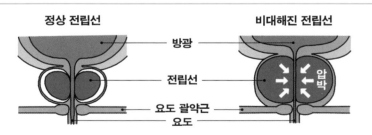

정상 전립선
비대해진 전립선
방광
전립선
압박
요도 괄약근
요도

전립선이 커져서 요도와 방광을 압박한다.
이것이 다양한 배뇨 장애의 원인으로 작용한다.

62

033

전립선이 비대해지는 원인은?

전립선 비대의 정확한 원인은 아직 밝혀지지 않았습니다. 그러나 노화가 전립선 비대와 밀접한 관련이 있다고 알려져 있습니다.

전립선 비대는 중심부인 이행대라는 부위가 비대해지는 것인데, 연령이 증가함에 따라 이 부위의 세포가 증식하면서 전립선 비대를 유발한다고 보고 있습니다. 호르몬 불균형 또한 전립선 비대의 주요 원인 가운데 하나로 들 수 있습니다.

남성 호르몬 테스토스테론은 전립선과 밀접한 관련이 있는데, 이 호르몬은 10대 사춘기에 분비가 왕성해졌다가 나이가 들수록 분비량이 감소합니다. 그 결과 체내 남성 호르몬과 여성 호르몬의 균형이 깨지면서 전립선 비대를 유발한다고 알려져 있습니다.(남성의 체내에서도 소량의 여성 호르몬이 분비됩니다.)

이 밖에도 유전, 식습관, 비만, 운동습관 등이 전립선 비대와 연관이 있습니다. 비만, 고혈당으로 인해 혈당치를 낮추는 인슐린이 혈액에 대량으로 증가하는 상태, '고인슐린혈증'이 되면 전립선 비대의 위험이 커진다는 연구 결과도 있습니다.

034

전립선 비대증 체크리스트

전립선 비대증에 따른 배뇨 문제가 의심될 때는 우선 문진을 진행합니다. 이때 '국제 전립선 증상 점수'(International Prostate Symptom Score, IPSS)라는 질문표를 사용합니다. 질문표는 최근 한 달 동안 소변 줄기의 세기, 잔뇨감 등 배뇨에 관련된 구체적 증상을 묻는 내용으로 구성되어 있습니다. 증상의 정도에 따라 0~5점으로 점수를 매기고 7개 항목의 합계 점수에 따라 경증(0~7점), 중증(8~19점), 심각(20~35점)으로 분류합니다.

그 결과로 배뇨 문제의 원인이 전립선 비대인지, 증상이 가벼운지 심각한지를 확인합니다. 괴로운 정도를 객관적으로 파악할 수 있어서 배뇨 장애가 삶의 질에 미치는 영향을 판단하는 근거가 되기도 합니다. 또 치료 전 치료 필요 여부를 판단하거나, 치료 중 개선 정도를 평가하는 데에도 활용됩니다. 배뇨 상태에 대한 환자의 생활 만족도를 '매우 만족'부터 '매우 불만족'까지 7단계로 평가하는 '삶의 질 점수'(IPSS-QOL)를 추가로 시행하는 의료기관도 있습니다.

국제 전립선 증상 점수(IPSS)

다음 증상이 얼마나 자주 나타났나요?	전혀 없다	5회 중 1회 미만	2회 중 1회 미만	2회 중 1회 정도	2회 중 1회 이상	거의 항상	점수
최근 한 달간 소변을 본 후에도 소변이 남아 있다고 느낀 적이 있습니까?	0	1	2	3	4	5	
최근 한 달간 소변을 본 후 2시간 이내에 다시 소변이 마려웠던 적이 있습니까?	0	1	2	3	4	5	
최근 한 달간 소변을 보는 중에 소변이 여러 번 끊긴 적이 있습니까?	0	1	2	3	4	5	
최근 한 달간 소변을 참기 어려웠던 적이 있습니까?	0	1	2	3	4	5	
최근 한 달간 소변 줄기가 약하다고 느낀 적이 있습니까?	0	1	2	3	4	5	
최근 한 달간 소변이 금방 나오지 않아 배에 힘을 준 적이 있습니까?	0	1	2	3	4	5	
최근 한 달간 아침에 일어나기 전까지 소변 때문에 몇 번 정도 잠에서 깼습니까?	0회 / 0	1회 / 1	2회 / 2	3회 / 3	4회 / 4	5회 / 5	

IPSS	합계	점

IPSS 중증도	경증 (0~7점)	중증 (8~19점)	심각 (20~35점)

○ 다양한 증상을 바탕으로 최근 한 달간 배뇨 상태를 평가한다. 전립선 비대증에 의한 증상인지를 확인하면서 중증도 판단과 치료 방침 수립에도 활용한다.(출처: 〈남성 하부요로증상·전립선 비대증진단 가이드라인〉을 수정)

035

전립선 비대가 진행되면
'요폐'가 일어난다

전립선 비대증은 증상에 따라 진행 정도를 세 가지로 구분합니다. 제1기 방광자극기(자극증상기)는 요도 등이 계속 압박을 받아서 빈뇨와 요절박(32쪽 참고), 야간 빈뇨와 같은 증상이 발생한 상태입니다.

이 상태가 진행되면 제2기 잔뇨기(잔뇨발생기)에 들어갑니다. 초기를 지나 중간 정도까지 비대해진 전립선이 요도를 더욱 압박하며 빈뇨와 배뇨 곤란, 잔뇨감을 유발합니다.

그리고 가장 많이 진행된 제3기 요폐기에는 소변이 나오지 않는 증상(요폐)이 만성적으로 나타납니다. 이 단계에서는 대부분 소량의 소변만 간신히 볼 뿐 방광을 완전히 비우지 못하기 때문에 소변 줄기가 약해지고 심한 잔뇨감을 느낍니다.

전혀 소변을 보지 못하면, 소변이 쌓이면서 방광이 늘어나 하복부에 극심한 통증을 느끼기도 합니다. 제3기까지 오면, 콩팥 기능 저하가 시작되고 중대한 합병증이 일어나기도 합니다. 요폐의 조짐이 보이면 바로 병원을 방문해야 합니다.

036

전립선 비대증에 걸리기 쉬운 사람의 특징

남성은 누구나 중년기(특히 50대 전후)부터 전립선이 비대해집니다. 전립선이 비대해지면 요도가 압박되며 소변이 나오기 어려워집니다. 그러면서 잔뇨가 늘기 때문에 화장실에 가는 횟수가 많아지고 빈뇨와 요실금과 같은 소변 문제가 발생합니다. 이것이 전립선 비대증의 일반적인 증상입니다.

그런데 방광이 수축하는 힘, 소변을 내보내는 압력이 강하면 전립선이 비대해져도 배뇨 장애가 일어나지 않습니다. 즉 전립선 비대가 반드시 소변 문제를 유발하는 것은 아니라는 뜻입니다.

비만, 고혈당, 이상지질혈증이 있는 사람은 전립선 비대증 발병 위험이 더 크다고 알려져 있으나 전립선 비대의 원인은 아직 명확하게 밝혀지지 않았습니다. 다만, 연령 증가에 따른 남성 호르몬 테스토스테론의 분비량 감소와 밀접한 관련이 있어 보입니다. 남성의 체내에도 여성 호르몬이 분비되는데 남성 호르몬 감소로 성호르몬 균형이 깨지면서 생긴 체내의 미세한 변화가 전립선 비대를 유발하는 요인으로 보는 것입니다.

037

요로결석 때문에
빈뇨가 된다?

소변은 신장에서 만들어지고 요관을 지나 방광에 쌓이다가 요도를 따라 몸 밖으로 배출됩니다. 이렇게 소변이 지나가는 통로를 모두 '요로'라고 합니다. 이 요로에 결석이 생기는 질병이 '요로결석증'입니다. 결석이란, 소변 성분이 어떠한 원인에 의해 결정화되어 굳어진 것입니다. 결석의 위치에 따라 신장 결석, 요관 결석, 방광 결석, 요도 결석 등으로 부르는데 특히 요관에 결석이 쌓이는 요관 결석이 흔한 편입니다. 요관 결석에는 등·옆구리의 극심한 통증, 혈뇨, 구토와 같은 증상이 나타납니다.

결석이 방광 가까이 내려가면 결석 때문에 방광이 자극을 받아 빈뇨, 잔뇨감 같은 증상이 일어납니다. 갑자기 요의가 몰려오는 요절박(32쪽 참고), 배뇨통을 동반할 때도 있습니다.

때로는 빈뇨, 잔뇨감 같은 소변 문제 이면에 예상치 못한 질병이 숨어 있기도 합니다. 특히 고령층에서는 세균성 방광염, 방광암 등의 질병이 진행 중인 경우도 있습니다. 소변과 관련하여 신경 쓰이는 증상이 나타날 때는 곧바로 진료를 받아보기 바랍니다.

038

여성 요실금의 주요 원인인
'골반장기탈출증'이란?

골반 안에 있는 자궁, 방광, 직장은 골반 바닥에 있는 골반저근의 지탱을 받아 제 기능을 유지합니다. 그러나 출산이나 연령 증가에 따라 골반저근은 서서히 느슨해집니다.(42쪽 참고)

골반저근이 느슨해지면 방광, 자궁, 직장이 점점 아래로 처지는데 심한 경우에는 질 밖으로 장기가 빠져나오기도 합니다. 이런 현상을 모두 '골반장기탈출증'이라고 합니다.

어떤 장기가 돌출되었는지에 따라 부르는 이름이 다릅니다. 방광이 돌출되면 '방광류', 자궁이 질 밖으로 빠져나오면 '자궁탈출증', 직장이 돌출될 때는 '직장류'라고 부릅니다.

'다리 사이가 불편하다', '질에서 탁구공 같은 것이 나온다'와 같은 자각증상이 나타납니다. 빈뇨와 요실금, 배뇨·배변 곤란이 보이기도 합니다. 이때 소변 문제가 발생하는 이유는 장기가 밑으로 처지면서 요도를 압박하기 때문입니다.

골반장기탈출증에서 가장 흔한 유형인 방광류는 빈뇨·잔뇨감 외에 복압성 요실금(30쪽 참고)을 동반하기도 합니다.

참고로 복압이 상승하면 골반저근에 가해지는 부담이 커지기 때문에 골반장기탈출증 발병 위험이 증가합니다. 비만이나 변비가 있는 사람, 매일 무거운 물건을 드는 사람은 특히 주의해야 합니다.

골반장기탈출증 종류

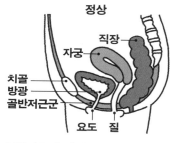

정상

직장
자궁
치골
방광
골반저근군
요도 질

골반저근이 안정적으로 받쳐주어 각 장기가 정상적인 위치에 있다.

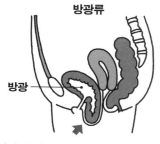

방광류

방광

방광이 질 가까이 내려온 상태이다. 앉았을 때 달걀 위에 앉은 것 같은 느낌이 들고 잔뇨감 등의 증상이 나타난다.

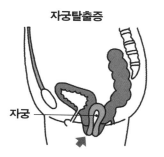

자궁탈출증

자궁

자궁이 내려와서 질 밖으로 튀어나와 있다. 골반장기탈출증에서 방광류 다음으로 많은 유형이다. 증상으로는 하복부 위화감, 질 출혈, 가려움 등이 있다.

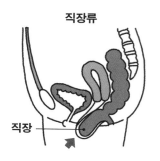

직장류

직장

직장이 질 밖으로 튀어나와 있다. 하복부 위화감, 변비, 변실금 등의 증상이 나타나기도 한다.

039

빈뇨에 배뇨 중 통증까지 나타나는 '급성 방광염'이란?

빈뇨가 나타나면서 배뇨 시 통증이 느껴질 때는 급성 방광염을 의심해볼 수 있습니다. 급성 방광염은 대장균 등의 세균이 요도를 통해 방광으로 들어와 번식하여 방광 점막에 염증을 일으키는 질병입니다.

배뇨 중 바늘로 찌르는 듯한 통증, 배뇨 끝에 불쾌한 요도 통증을 느끼는 것이 특징입니다.

여성은 남성보다 요도가 짧아서 급성 방광염에 걸리기 쉬우며 기저 질환이 없어도 체력이 떨어졌을 때나 소변을 자주 참았을 때도 발병합니다. 앞서 설명한 증상과 함께 잔뇨감과 혈뇨가 나타나기도 합니다. 방광염 치료에는 항균제를 사용하는데 대부분 3~4일 복용하면 증상이 개선됩니다.

평소에 소변량이 적거나 배뇨를 자주 참으면 방광에 소변이 쌓여 있는 시간이 길어져서 방광 안에 세균이 번식하기 쉬워집니다. 수분을 충분히 섭취하고 외출 시 미리 화장실에 다녀오는 습관은 방광염 예방에 도움이 됩니다.

040

급성 방광염의 빈뇨와 비슷한 증상이
나타나는 '간질성 방광염'이란?

간질성 방광염은 어떠한 원인으로 방광의 점막 표면을 보호하는 부분이 손상되어 염증이 생기는 질병입니다. 심한 빈뇨, 하복부 통증 등은 세균 감염 때문에 발생하는 급성 방광염(71쪽 참고)의 증상과 매우 비슷하나 급성 방광염과는 전혀 다른 질병입니다. 간질성 방광염은 특히 40대 이상의 여성에게 많이 나타나지만, 남성과 아이에게도 발병하며 최근 환자 수가 증가하는 추세입니다.

증상은 방광에 소변이 찰 때 통증을 느끼는 것입니다. 또 방광염이 금방 낫지 않으며 잔뇨감 등으로 힘든 경우도 있습니다. 진행되면 방광이 위축되어 소변을 저장하는 능력이 저하됩니다.

간질성 방광염의 증상 때문에 의료기관에서 급성 방광염으로 진단받고 항생제를 처방받는 경우가 있습니다. 그러나 간질성 방광염은 급성 방광염과 같은 세균성 감염이 아니므로 항생제의 효과를 기대하기는 어렵습니다. 간질성 방광염이 의심되면 내시경 검사를 받는 편이 좋습니다. 치료 방법으로는 '방광 수압 확장술', 약물치료, 음식 조절, 방광 훈련(188쪽 참고) 등이 있습니다.

041

척추관협착증과 경추증도
빈뇨나 요실금을 유발한다

척추관은 등 중심부에 터널 같은 구조로 되어 있어 척수와 신경, 혈관이 이곳을 지나갑니다. 요추라는 허리 부분 척추뼈에 말꼬리처럼 생긴 척수 신경 무리 '말총'(마미)이 지나가는데 이 부분이 어떠한 원인에 의해 압박(협착)되어 척추관협착증이 발생합니다.

말총 신경에는 뇌에서 오는 명령을 방광이나 직장으로 전달하는 기능이 있습니다. 그 신경이 눌려 명령 전달에 장애가 생기면 빈뇨·요실금 같은 문제가 일어나기 쉽습니다.

경추는 목 부분에 있는 척추뼈로, 척수와 거기서 갈라져서 팔과 손에 뻗어 있는 신경근이 경부 척추관 속을 지납니다. 척주를 구성하는 하나하나의 뼈를 척추뼈(추골)라고 부르는데 연령 증가에 따라 목 부분의 척추뼈가 변형되면 서서히 척주관이 좁아지고 척수와 신경근을 압박하여 경추증이 발병합니다. 증상으로는 손과 목 주변 통증과 저림, 운동 장애, 배뇨·배변 장애 등이 주로 나타납니다. 또 경추증은 과민성 방광(53쪽 참고)의 원인이 되기도 하고 빈뇨와 요실금을 유발하는 요인으로 작용하기도 합니다.

042

당뇨병 때문에도
빈뇨가 생긴다고?

당뇨병 환자는 혈액에 늘 많은 양의 당이 존재합니다. 원래라면 혈중 당은 인슐린이라는 호르몬에 의해 세포로 전달되어 일정량으로 유지됩니다. 그러나 인슐린 분비량이 부족하거나 인슐린 기능이 저하되면 혈중에 당이 계속 많이 남아 있게 됩니다.

고혈당에서 몸은 다량의 당을 소변으로 배출하려고 하므로 소변량이 늘어나게 됩니다. 소변량이 많아지면 자연스레 화장실에 가는 횟수가 늘어나겠지요.

또 고혈당 혈액은 삼투압이 높아 주변에 있는 조직에서 수분을 가져와 당의 농도를 낮추려고 합니다. 이런 식으로 혈관 안으로 다량의 수분이 모이면서 체내는 일종의 탈수 상태가 되어 자꾸만 목이 마르게 됩니다. 그 결과 수분을 다량으로 섭취하게 되어 소변량이 많아지고 자주 화장실에 가게 되는 것이지요. '다뇨로 인해 빈뇨가 발생한다'는 당뇨병 환자의 특징적 증상입니다.

이 밖에도 당뇨병에 따른 말초신경 마비 때문에 소변이 찔끔찔끔 새는 일류성 요실금이 발생하기도 합니다.

043

방광암과 콩팥염일 때
빈뇨와 요실금이 나타나기도 하나?

방광암일 때 방광 안쪽 점막에 종양이 생기는데 더 진행되면 종양이 바깥쪽 근육까지 번집니다. 종양이 생기면 방광 벽에 염증이 생긴 것 같은 상태가 되어 방광 팽창을 방해합니다. 이 때문에 방광에 소변을 모으기 어려워지면서 빈뇨 등의 증상이 나타납니다. 흔히 붉은색 또는 갈색 혈뇨가 보이는데 이 증상은 종양의 출혈을 의미합니다. 이 외에도 잔뇨감, 배뇨 시 통증이 동반되기도 합니다.

콩팥염은 신장염이라고도 하며 콩팥에 염증이 생기는 질환의 통칭입니다. 증상에 따라 급성 콩팥염과 만성 콩팥염, 신우신염 등으로 분류할 수 있습니다. 이 가운데 신우신염은 방광염을 동반하는 경우가 많기 때문에 빈뇨, 잔뇨감, 혈뇨 등의 증상이 나타나기도 합니다. 신우는 콩팥과 요관이 만나는 부위로, 신우에서 발생한 감염증이 신우신염입니다.

이처럼 소변과 관련된 문제 이면에 큰 병이 숨어 있을 가능성이 존재합니다. 부끄럽다며 주저하거나 나이 탓으로 돌리지 말고 신경 쓰이는 증상이 나타나면 반드시 병원을 방문하여 진찰을 받아보기 바랍니다.

044

빈뇨·요실금은 어느 진료과를 찾아가야 할까?

일상생활에 지장을 가져오는 빈뇨·요실금은 곧바로 병원을 방문하여 진찰을 받아야 하지만 정작 어느 진료과에 가야 할지 몰라 망설이는 사람도 분명 있을 것입니다. 가장 일반적으로 소변과 관련된 장기를 진료하는 곳은 비뇨의학과입니다. 다만, 전립선 등 남자 생식기도 전문으로 다루기 때문에 '남성만 가는 곳'이라는 이미지가 강해서 여성은 비뇨의학과 방문을 꺼리기도 합니다. 그러나 비뇨의학과는 남녀 모두를 진료 대상으로 합니다. 여성도 거리낌 없이 진료를 받을 수 있는 곳입니다. 실제로 소변과 관련해 어려움을 겪는 여성이 증가하면서 비뇨의학과를 방문하는 여성도 점차 늘어나는 추세입니다.

또 최근에는 여성만 진료하는 '여성비뇨의학과'도 있습니다. 이곳에서는 산부인과와 비뇨의학과에 모두 정통한 전문의가 진료하기 때문에 여성이 여러모로 더욱 안심하고 진료를 받을 수 있겠지요. 하지만 이런 진료과는 이제 막 생기기 시작하는 단계로 그리 많지 않습니다. 근처에 비뇨의학과가 없다면 우선 산부인과를 방문해도 괜찮습니다. 산부인과에 '요실금 외래'가 있다면 적극적으로 소변 문제를 치료하는 병원입니다. 진료 전에 '요실금 외래'가 있는 산부인과인지 확인해보세요.

큰 병원이 아니어도 여성 질환을 전문으로 다루는 '여성 클리닉'이 점차 늘고 있습니다. 이런 클리닉에서는 여성에게 많이 나타나는 빈뇨·요실금 등 배뇨 장애도 대부분 다루고 있으므로 관심을 가지고 가까운 의료기관을 찾아보세요.

소변 문제 치료를 전문으로 하는 곳인지 아닌지가 무엇보다 중요합니다. 전화로 문의하거나 미리 인터넷으로 알아본 후에 진료를 받는 편이 좋겠지요.

알맞은 의료기관 찾기

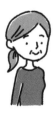
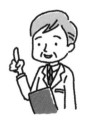

주치의에게 소개받는다.

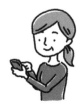
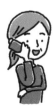

잡지나 인터넷을 통해 정보를 모은다.

빈뇨·요실금을 적극적으로 다루는
병원인지 미리 전화로 확인한다.

045

빈뇨·요실금 진단과 치료는
꼭 대학병원에 가야 하나?

빈뇨·요실금 진단과 치료를 받기 위해서 처음부터 대학병원같이 큰 병원에 갈 필요는 없습니다. 집에서 가까운 병·의원에서도 충분히 가능합니다.

다만, 비뇨의학과가 있는 병원을 방문하시기 바랍니다. 비뇨의학과 전문의는 소변이 생산되고 배출되는 과정을 숙지하고 있는 전문가로 방광 등 장기에서 발생하는 질병을 진단·치료합니다. 소변 문제에 관해서도 환자에게 가장 적절한 방법으로 치료를 진행합니다.

하지만 처음 방문하는 병원에서 요실금 등의 증상을 설명하는 것이 부끄러울 수도 있겠지요. 그렇다면 처음에는 비뇨의학과가 아니더라도 자주 가는 병원의 의사 또는 주치의와 상담하는 방법도 있습니다. 상담 후 필요하다면 환자의 병력을 참고하여 적절한 전문의 또는 병원을 소개해줄 것입니다.

주치의가 없다면 근처의 비뇨의학과를 방문해보세요. 병원에서 진찰을 받는 것이 치료 첫 단계입니다.

046

비뇨의학과 진료를 받기 전에
준비해야 할 것은?

진료 전 준비해두면 좋은 것들이 몇 가지 있습니다.

우선 빈뇨·요실금이 어떤 질병의 증상으로 나타날 수 있는지, 어떤 검사와 치료법이 있는지 미리 조사해두면 의사의 설명을 들을 때 쉽게 이해하게 되어 한결 마음 편하게 진찰을 받을 수 있습니다. 또 증상을 정확하게 전하기 위해 자각 증상을 미리 메모해두는 것도 좋습니다. 배뇨일지(182쪽·184쪽 참고)를 작성하는 것도 도움이 됩니다. 배뇨 문제를 치료하면서 약의 부작용과 질병의 후유증을 겪을 수도 있으므로 자신의 병력과 복용했던 약을 미리 기록하여 가져가도 좋겠지요.

또 비뇨의학과에서는 반드시 소변검사를 실시하는데 비타민C 영양제를 먹은 상태에서는 요잠혈검사가 정확하게 이루어지지 않으니 검사 전날과 당일에는 비타민C 영양제 섭취를 삼가야 합니다. 당일에는 소변을 원활하게 채취할 수 있도록 검사 2시간 전부터 화장실에 가지 않는 편이 좋습니다. 소변에 분비물이나 이물질 혼입을 막기 위해 음부를 청결히 하는 일도 중요합니다.

047

진료나 검사를 받으러 갈 때는
어떤 복장이 적절할까?

병원에서는 진료대에 올라가 의사가 육안으로 관찰하는 시진과 직접 환부를 확인하는 내진을 받기 때문에 입고 벗기 편한 복장이 가장 적절합니다.

진찰 시 복부를 촉진하므로 위아래 나뉜 옷이 좋습니다. 원피스나 점프슈트처럼 위아래가 붙어 있는 옷, 꽉 끼는 하의를 입으면 불편하겠지요. 또 입고 벗기 힘든 보정속옷이나 코르셋도 병원 방문일에는 피하는 편이 좋겠습니다.

또 팬티스타킹이나 타이츠보다 양말을, 신고 벗기 편한 신발을 추천합니다. 부츠 같은 신발은 신고 벗는 데 시간이 오래 걸리니 적절치 않겠지요.

사소한 부분이지만, 조금만 신경 써도 진찰·검사를 받는 일이 한결 수월해지므로 미리 고려하여 복장을 준비하시기 바랍니다.

048

병원에서는 어떤 순서로
검사가 진행되나?

검사 전에 우선 문진(84쪽 참고)을 진행합니다. 단, 초진에서 소변 검사는 필수이며 진찰 전에 이루어집니다. 단순한 과민성 방광, 급성 방광염일 때는 소변 검사와 문진만 진행하기도 합니다.

우선 복부를 촉진하여 변비와 내장지방이 있는지 확인합니다. 그 다음, 내진대에서 시진과 내진을 합니다. 외음부의 요도구와 질구 등을 확인하고 염증이나 요실금을 유발하는 골반장기탈출증(69쪽 참고)은 없는지 진찰합니다. 이때 골반저근이 얼마나 느슨한지 요도의 조임 상태 등도 살펴봅니다.

그 후 초음파 검사로 복부 안쪽을 관찰합니다. 방광 내 잔뇨량을 측정하기도 하고 콩팥 상태, 결석이나 종양 유무를 확인하기도 합니다. 초진 때는 대체로 몸에 부담이 적은 진찰과 검사만 진행하지만, 필요한 경우에는 더 자세히 검사를 진행할 때도 있습니다. 두 번째 진료부터는 필요에 따라 기침 검사(89쪽 참고), 패드 테스트(94쪽 참고), 사슬 방광 요도 조영 검사(92쪽 참고), 요역동학 검사(96쪽 참고) 등을 실시하고 치료방침을 결정합니다.

049

진찰을 받을 때는
어떤 질문을 받게 되나?

진찰할 때는 '문진'이라 하여, 증상에 대한 것은 물론이고 과거 병을 앓았던 경험과 치료한 이력, 출산 경험 등 다양한 내용을 환자에게 묻습니다. 환자는 문진 전에 '문진표'나 요실금의 증상에 관한 '요실금 증상·QOL(quality of life) 질문표', '과민성 방광 증상 점수', '주요 하부요로 증상 점수' 등을 작성하게 됩니다. 문진표를 포함한 이런 질문표를 바탕으로 의사는 문진을 진행합니다.

사실 이런 문진만으로도 대략적인 진단이 나옵니다. 최근에 갑자기 요실금이 생겼다면 특정 질환 때문일 가능성이 있고 오랜 기간에 걸쳐 증상이 나타났다면 만성 비뇨 장애를 의심해볼 수 있습니다. '어떤 상황에서 소변이 새는지'를 보면 요실금 유형을 가늠할 수 있고 '요실금 빈도'로는 중증도를 파악할 수 있습니다. 요실금의 주요 원인인 골반저근의 약화는 생리, 출산 경험 유무로 추측 가능합니다.

진찰 시에는 복용 중인 약이 있는지도 확인하는데 이때 복용하는 약의 명칭, 복용량 등을 기록한 복약 수첩을 지참하면 정확한 정보 전달에 도움이 됩니다. 그리 알려지지는 않았으나 복용하는 약 때문에 소변 문제가 발생하는 일이 생각보다 많습니다. 진찰 시 배뇨일지(182쪽·184쪽 참고)가 있다면 중요한 자료로 활용될 수 있으니 문진할 때 제시해주세요. 배뇨일지는 2~3일간 작성하면 됩니다. 빈뇨·요실금의 가장 큰 문제는 삶의 질이 저하된다는 점입니다. 경증이어도 본인이 견디기 힘들 정도로 불쾌함을 느낀다면 적극적인 치료가 필요합니다.

● 최근 일주일간 증상에 해당하는 답을 하나씩 골라 동그라미 표시를 해주세요.

몇 번 소변을 보았습니까?

		0	1	2	3
1	아침에 일어나서 잠들 때까지	7회 이하	8~9회	10~14회	15회 이상
2	자는 동안	0회	1회	2~3회	4회 이상

다음의 증상이 얼마나 자주 나타났습니까?

		없음	가끔	자주	늘
3	참을 수 없을 정도로 소변이 마렵다.	0	1	2	3
4	참지 못하고 소변이 새어 나온다.	0	1	2	3
5	기침·재채기·운동을 할 때 소변이 샌다.	0	1	2	3
6	소변 줄기가 약하다.	0	1	2	3
7	소변을 볼 때 배에 힘을 준다.	0	1	2	3
8	잔뇨감이 있다.	0	1	2	3
9	방광(아랫배)에 통증이 있다.	0	1	2	3
10	요도에 통증이 있다.	0	1	2	3

● 1~10번 중 곤란함을 느꼈던 증상을 3개 이내로 골라 동그라미 표시를 해주세요.

1	2	3	4	5	6	7	8	9	10	0(해당 없음)

● 위에서 고른 증상 가운데 가장 신경 쓰이는 증상의 번호에 동그라미 표시를 해주세요.

1	2	3	4	5	6	7	8	9	10	0(해당 없음)

● 현재의 배뇨 상태가 앞으로도 계속 이어진다면 어떨 것 같습니까?

0	1	2	3	4	5	6
매우 만족	만족	약간 만족	보통	약간 불만족	불만족	매우 불만족

○ 이 주요 증상 질문표는 주요 하부요로 증상 점수(CLSS) 질문표(10개 증상에 대한 질문)에 곤란한 증상과 전반적 만족도 질문을 추가한 것이다. (출처: 〈여성 하부요로증상 개선 가이드라인〉[제2판]을 수정)

050

소변 검사에서 필요한 중간뇨는 어떤 것인가?

중간뇨 채취는 처음 나오는 소변을 버리고 중간 부분 소변만 받는 것입니다. 중간뇨로 검사하는 이유는 처음 나오는 소변에는 요도 입구에 부착된 세균이나 질 내 분비물, 불순물 등이 섞여 나올 수 있기 때문입니다. 이는 남성도 마찬가지로 이물질이 혼합되는 것을 막기 위해서 중간뇨를 받도록 환자에게 안내합니다. 다소 번거롭더라도 다음과 같은 순서로 중간뇨를 채취하면 정확하게 검사하는 데 도움이 됩니다.

① 처음 나오는 소변은 소변 컵에 담지 않고 그대로 흘려버린다.
② 일단 소변을 멈추고 소변 컵을 댄 후 50ml 정도 소변을 받는다.
③ 소변이 다 나오기 전에 소변 컵을 치우고 나머지 소변을 본다.

중간뇨를 제대로 담으려면 방광에 소변량이 어느 정도 모인 상태여야 합니다. 소변 검사 1~2시간 전에는 가능한 한 화장실에 가지 않고 소변을 모아두는 편이 좋습니다. 또 생리 중일 때는 요잠혈 반응에서 양성이 나올 수 있으므로 생리 중임을 미리 알리거나 생리가 끝나고 검사를 받기 바랍니다.

051

진료대에서 기침하는 검사로는
무엇을 알 수 있나?

이 검사는 '스트레스 테스트'라고도 불리는데, 복압성 요실금 (30쪽 참고)인지 확인하는 검사입니다. 복압성 요실금에서는 배에 힘이 들어간 순간 소변이 새는 증상이 나타납니다. 이 검사에서는 의도적으로 기침을 하는 등 복부에 힘이 들어가는 상황을 만들어 소변이 새는지를 확인합니다. 검사 전에는 화장실에 가지 않고 소변을 어느 정도 모은 뒤에 다음과 같은 순서로 검사를 진행합니다.

① 방광에 소변이 충분히 모인 상태에서 진료대에 눕는다.
② 긴장을 풀고 편안한 상태에서 기침을 크게 한 번 한다.

'기침한 순간 소변이 샌다' 그리고 '새어 나온 소변량이 적고 금세 멈춘다'와 같은 결과가 나올 경우, 복압성 요실금을 의심해볼 수 있습니다. 이와는 다르게 마치 소변을 보는 것처럼 소변이 샌다면 절박성 요실금(33쪽 참고)일 가능성이 있습니다. 이 검사는 복압성 요실금과 절박성 요실금의 중증도 판단에도 유효합니다.

052

소변 검사로 알아내는 것

소변과 관련하여 불편함을 호소하는 경우, 소변 검사는 기초 검사로서 반드시 진행됩니다. 소변 검사를 통해 과민성 방광(53쪽 참고) 등에 따른 만성 요실금인지 아니면 다른 질환이 숨어 있는지 어느 정도 추측할 수 있어 검사 효과가 매우 뛰어납니다.

채취한 소변으로 우선 요잠혈[소변에 적혈구가 섞여 나오는 것]이 있는지 단백뇨[소변 내 과도한 단백질이 섞여 나오는 것]가 나오는지 확인합니다. 단백뇨 양성 반응이 있는 경우는 염증이나 감염증을 의심해볼 수 있습니다. 또 소변을 현미경으로 관찰하며 백혈구와 세균이 있는지, 병원균이 무엇인지 판단합니다. 빈뇨·요실금의 원인은 방광염 등 요로 감염증인 경우가 많은데 소변 검사로 그 부분을 명확하게 확인할 수 있습니다.

잠혈은 요로 감염증에서뿐만 아니라 요관 결석이나 비뇨기암일 경우에도 나타납니다. 단백뇨가 매우 증가한 경우에는 신기능 저하를 의심할 수 있습니다. 환자별 상황에 따라 더 세부적인 검사를 진행하다가 생각지 못했던 질환을 발견하기도 합니다.

이 밖에도 요당이 나오는지를 확인하여 당뇨병 유무를 확인할 수도 있습니다. 요당은 소변에 포함된 포도당을 말하는데, 당뇨병 때문에 혈액 내 당이 증가하면 소변으로도 당이 나오게 되는 현상입니다. 또 소변 내 유로빌리노겐, 빌리루빈 같은 물질의 유무를 확인하여 간에 이상이 있는지도 파악할 수 있습니다.

이처럼 소변 검사를 통해 많은 정보를 얻게 됩니다. 검사는 질병의 조기 발견으로도 이어지므로 특히 비뇨 계통 이상 증상이 나타난다면 정기적으로 소변 검사를 받아보세요.

소변 검사로 알 수 있는 것

검사에서 나타나는 이상	의심 질환 등
단백뇨가 나온다	신기능 저하
	염증, 감염증
요당이 나온다	당뇨병
백혈구가 발견되었다	요로 감염증
요 빌리루빈이 나왔다	간·쓸개 질환
적혈구가 발견되었다	요로 결석, 암
세균이 발견되었다	백혈구 증가도 확인되는 경우는 방광염, 요도염 등 요로감염증 의심

053

방광 요도 조영술은
어떤 검사인가?

방광 요도 조영술은 방광에 카테터(얇은 관)를 삽입하여 조영제를 주입한 후 방광 내부를 X-선 촬영하는 검사입니다. 남성은 전립선 적출 수술 후 봉합 부위에서 소변이 새지 않는지 확인할 때도 이 검사를 진행합니다.

여성은 복압성 요실금(30쪽 참고)이 의심될 때 방광과 요도가 제자리에 있는지 확인하기 위해 시행하는 경우가 많습니다. 만약 방광이나 요도가 원래 있어야 할 자리에 있지 않다면 골반저근의 약화로 인해 요실금이 발생하기 쉬운 상태라고 판단할 수 있습니다.

이 검사에서는 요도의 위치를 확인하는 것이 중요한데 요도는 X-선에 찍히지 않기 때문에 얇은 사슬을 요도 카테터에 삽입하고 촬영합니다. 이런 검사를 '사슬 방광 요도 조영술'이라고 부릅니다. 소요 시간은 30분 정도이며 다음과 같은 순서로 검사가 진행됩니다.

① 요도에서 방광으로 카테터를 삽입하고 조영제와 사슬을 주

입한다.

② 서 있는 상태에서 정면과 측면을 X-선 촬영한다.

③ ②의 상태에서 배에 압력을 가하고 정면과 측면을 촬영한다.

검사 결과로 방광의 뒤쪽부터 요도까지의 각도를 확인할 수 있습니다. 각도가 90~100도면 정상, 100도 이상이면 골반저근이 느슨해져 방광과 요도를 정상적으로 받쳐주지 못하는 상태라고 볼 수 있습니다. 각도는 고정된 것이 아니라 자세에 따라 달라집니다. 누워 있을 때, 서 있을 때, 배에 압력이 가해졌을 때, 배에 압력이 가해지지 않았을 때 각도가 달라집니다. 복압성 요실금에서는 배에 압력을 가했을 때 각도가 더 많이 벌어지므로 검사를 통해 그 부분을 확인할 수 있습니다.

요도 방광 조영술 순서

---

① 요도에서 방광으로 카테터를 삽입하여 조영제와 사슬을 함께 넣는다.

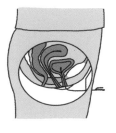

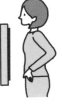

② X-선 촬영한다.
(서 있는 상태)

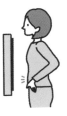

③ 배에 힘을 준 상태에서 X-선 촬영한다.

054

패드 테스트는 어떤 검사인가?

패드 테스트는 몸을 움직일 때 소변이 새는 양을 측정하고 요실금 중증도를 파악합니다. 방법만 알면 요실금 패드를 이용하여 집에서도 간이 검사를 시행해볼 수 있습니다.

검사 전에 몇 가지 준비 사항이 있습니다. 요실금 전용 패드, 시계, 저울(1g 단위로 측정 가능한 것), 500ml 생수, 500ml 계량컵, 비닐봉지, 필기도구를 준비합니다. 비닐봉지는 검사 후 요실금 패드의 무게를 잴 때 사용하게 되므로 미리 '요실금 패드＋비닐봉지'의 무게를 재어 둡니다. 그리고 검사 30분 전부터는 화장실에 가지 않습니다. 이와 같은 준비가 끝나면 다음 순서를 따라 검사를 진행합니다.

① 요실금 패드를 착용하고 500ml 생수를 마신 후 15분간 안정을 취한다.
② 30분간 밖을 걷는다.
③ 의자에 앉았다가 서기, 강하게 기침하기, 허리 굽히기, 흐르

는 물에 손 씻기 등 다양한 동작을 정해진 횟수와 시간만큼 시행한다.

④ 60분 후 요실금 패드를 빼고, 비닐봉지에 넣어 무게를 잰다.

이 무게에서 검사 전에 쟀던 '요실금 패드＋비닐봉지'의 무게를 빼면 새어 나온 소변량을 알 수 있습니다. 2.1~5.0g은 경증, 5.1~ 10.0g은 중증, 10.1~50.0g은 심각, 매우 심각으로 판단합니다. 또 검사 마지막에 배뇨하며 계량컵으로 배뇨량을 측정합니다. 이것이 200ml 미만일 때는 다른 날 재검사를 합니다.

1시간 패드 테스트 순서

1시간 패드 테스트		년	월	일
→0분	시작 패드 착용　500ml 물을 15분 안에 마신다 의자 또는 침대에서 안정을 취한다	오전 · 오후	시	분
→15분	30분간 걷는다			
→45분	계단 오르내리기 1층 분량			1회
	의자에 앉았다가 서기			10회
	세게 기침하기			10회
	제자리 달리기			1분간
	허리를 굽혀 바닥에 있는 물건 줍기			5회
	흐르는 물에 손 씻기			1분간
→60분	종료			
		시작 전 패드의 무게	A=	g
		시작 후 패드의 무게	B=	g
		요실금	B-A=	g
	결과	2g 이하	배뇨 자제 가능	
		2.1~5.0g	요실금 경증	
		5.1~10.0g	요실금 중증	
		10.1~50.0g	요실금 심각	
		50.1g 이상	요실금 매우 심각	

055

요역동학검사는 어떤 검사인가?

요역동학검사(urodynamic study)는 방광에 소변이 차 있는 상태, 배뇨 상태를 관찰하며 방광 기능과 움직임을 다각도에서 확인하는 검사입니다. 소변과 관련된 문제는 본인의 자각 증상과 실제 증상이 다른 경우가 많습니다. 문진만으로는 충분하지 않을 때 이 검사를 통해 객관적으로 방광의 상태를 확인할 수 있습니다. 수술을 시행하기에 앞서 검사를 진행할 때도 있습니다.

요역동학검사에서는 소변이 잘 나오는지 측정하는 '요류 측정 검사', 방광 수축 상태를 확인하는 '방광 내압 측정 검사'(98쪽 참고), 요도 괄약근 기능을 알아보는 '요도 내압 측정 검사'(103쪽 참고), 요도 괄약근과 방광이 제대로 연계되어 요도 괄약근이 정상적으로 움직이는지 확인하는 '요도 괄약근·근전도 검사', '요누출압 검사' 등의 항목을 포함하는데, 필요에 따라 검사 항목은 달라집니다. 개인별 차이는 있으나 검사 시간은 60분 정도입니다.

이런 검사는 요실금의 원인을 파악하는 데 필요한 검사이지만, 방광에 생리식염수를 넣거나 배뇨를 촉진하는 등의 검사 과정 때문에 불쾌함을 느낄 수도 있습니다. 미리 의사에게 자세히 설명을 듣고 검사의 필요성을 충분히 이해한 다음 검사를 받으시기 바랍니다. 아무것도 모르는 상태에서는 긴장하게 되므로 정확한 검사 결과를 기대하기 어렵습니다. 검사에 대한 충분한 이해가 있어야 안정감이 생기고 더욱 편안한 마음으로 검사에 임하게 됩니다.

또 전문 지식과 기술을 갖춘 의료진이 검사를 진행하며 최근 검사 기구와 성능도 매우 향상되었으므로 이 점은 안심하고 검사를 받으셔도 좋습니다.

요역동학검사

요류 측정 검사	전용 화장실에서 배뇨하며 소변량, 소변 줄기, 배뇨 시간을 확인하는 검사이다.
방광 내압 측정 검사	98쪽 참고
요도 내압 측정 검사	103쪽 참고
요도 괄약근·근전도 검사	피부에 전극을 붙이고 방광 안에 카테터로 생리식염수를 주입하여 배뇨하는 검사이다. 요도 괄약근 기능을 확인한다.
내압 요류 검사	카테터를 방광에 삽입하고 검사 전용 화장실에서 배뇨한다. 소변이 나오는 것을 방해하는 원인이 방광의 수축 기능 저하인지 방광 출구 쪽 폐쇄인지 구별하기 위해 시행하는 검사이다.
요누출압 검사	방광에 내압 측정기를 부착한 카테터를 삽입한 후 기침 등으로 배에 압력을 가하여 소변이 새는 순간 방광 내압을 확인한다. 이 검사로 복압성 요실금의 원인인 요도 괄약근 기능이 어느 정도로 저하된 상태인지 알 수 있다.

056

방광 내압 측정 검사는
어떤 검사인가?

'방광 내압 측정'은 방광이 정상적으로 수축하는지 확인하는 검사입니다. 검사를 받는 사람이 얼마나 요의를 느끼는지 설명하면서 다음과 같은 순서로 진행합니다.

① 내압 측정기를 부착한 카테터(얇은 관)를 방광에 삽입하여 생리식염수를 주입한다.
② 요의를 느낀 시점에서 물의 양을 기록한다. 보통 150ml 정도에서 '첫 번째 요의'를 느끼기 시작한다.
③ 계속 주입하면서 참을 수 없을 정도로 요의가 심해진 시점에서 물의 양을 기록한다. 이를 '최대 요의'라고 하는데, 이때 물의 양이 방광의 최대용적률이 된다.
④ 지시에 따라 배뇨한다.

방광에 물을 조금씩 채우면서 어느 정도에서 소변이 마려운 느낌이 드는지를 보고, 방광에 채워지는 물의 양을 통해 방광의 크기와 탄성, 방광 수축력을 관찰합니다. 또한 방광이 찼을 때와 배뇨 시의 압력 변화를 비교하여 방광의 기능을 검사합니다.

정상이면 주입 중에는 내압이 낮고 배뇨할 때만 방광이 수축하여 내압이 높아집니다. 절박성 요실금(34쪽 참고)일 때는 100~150ml 정도에서 내압이 상승합니다. 반대로 일류성 요실금(37쪽 참고)일 때는 방광이 차도 내압이 상승하지 않으므로 요의가 느껴지지 않습니다.

057

전립선 비대를 확인하는
직장 수지 검사란?

직장 수지 검사는 항문으로 손가락을 넣어 바로 안쪽에 있는 직장 벽을 통해 전립선을 만져보고 상태를 확인하는 검사입니다. 이 검사로 전립선의 크기, 형태, 딱딱한 정도 등을 파악할 수 있으며 전립선과 관련된 중요한 정보를 얻을 수 있습니다. 전립선 비대증뿐만 아니라 전립선암 진단에도 도움이 되기 때문에 전립선 질환이 의심될 때 흔히 시행하는 검사입니다. 하지만 작은 암이나 안쪽에 있는 암은 발견하기 어려우므로 혈청 전립선특이항원(PSA) 검사와 초음파 검사 등도 진행합니다.

건강한 성인 남성의 전립선은 20g 정도로 밤톨만 한 크기입니다. 이보다 커지면 전립선 비대증을 의심해볼 수 있습니다. 전립선 비대증이면 정상일 때보다 탄력성이 떨어지고 딱딱해진 상태일 때가 많습니다. 전립선암일 때는 전립선이 돌처럼 딱딱해지기도 합니다. 건강한 전립선은 형태가 좌우 대칭을 이루지만 전립선 암일 때는 좌우 대칭이 맞지 않으며 표면이 고르지 않아 전체적으로 울퉁불퉁한 돌처럼 만져집니다.

직장은 항문 바로 위에 위치하며 전립선 뒤에 딱 붙어 있습니다. 항문으로 손가락을 넣어 만져보면 직장 벽을 사이에 두고 전립선을 확인할 수 있습니다. 의사가 얇은 장갑을 끼고 젤 제형의 윤활유를 손끝에 발라 검사하기 때문에 통증은 거의 없습니다. 검사 때는 옆으로 누워 한쪽 무릎을 안은 자세 또는 바닥에 등을 대고 누워 양 무릎을 두 손으로 감싸 안는 자세를 취합니다. 항문 괄약근이 이완됐을 때 손가락을 원활하게 삽입할 수 있으므로 가볍게 배에 힘을 주고 가능한 한 긴장을 푼 상태로 검사를 받길 바랍니다.

직장 수지 검사

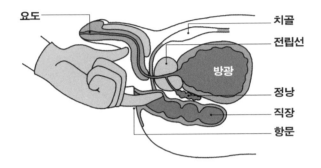

- 요도
- 치골
- 전립선
- 방광
- 정낭
- 직장
- 항문

항문으로 손가락을 넣어 전립선의 크기와 딱딱한 정도를 진단한다.

진단 결과	정상	전립선 비대증	전립선암
검사에서 첫 발견	중심구	커지면 중심구가 사라진다	
크기	밤톨 크기	부어서 커짐	밤톨 크기~부어서 커짐
형태	좌우 대칭	좌우 대칭~좌우 비대칭	좌우 대칭~좌우 비대칭
표면	평평하고 매끈함	평평하고 매끈함	울퉁불퉁함
경도	부드러움~단단함	단단함	돌처럼 딱딱함
압통	없음	없음	없음

058

요도 내압 측정 검사는
어떤 검사인가?

요도 내 압력을 측정하고 요도 괄약근(50쪽 참고)의 기능을 검사합니다. 요도 괄약근이 약해지면 요도를 충분히 조이지 못하여 복압성 요실금(30쪽 참고)이 발생하기 쉬워집니다. 이 검사는 방광 내압 측정 검사(98쪽 참고)와 함께 진행할 때가 많습니다.

우선, 압력계를 부착한 카테터(얇은 관)를 방광에 삽입하고 방광 내압을 측정합니다. 그다음 카테터를 천천히 빼면서 방광부터 요도 전체의 내압을 측정합니다. 보통, 요도 전체의 각 부분 압력이 평균적으로 안정된 상태라면 요도를 조이는 기능이 정상이라고 판단합니다.

또 카테터가 방광 경부[방광과 요도가 만나는 부분]를 통과하면 요도 내압이 올라가고 요도 괄약근에서 압력은 최대가 됩니다. 이를 '최대 요도 내압'이라 합니다. 이 최대 요도 내압에서 방광 내압을 뺀 것이 '최대 요도 폐쇄압'이며 이 수치가 요실금을 유발하지 않기 위해 필요한 압력이 됩니다. 즉 최대 요도 폐쇄압이 낮으면 요도 괄약근이 약해서 쉽게 요실금이 일어나게 되는 것이지요.

059

혈뇨가 보일 때는
방광경 검사를 실시한다

방광경 검사는 내시경을 사용하여 진행합니다. 소변 검사를 포함하여 각종 검사로 배뇨 장애의 원인을 파악하지 못한 경우나 방광암이나 방광 결석, 요로 결석 등이 의심될 때 실시합니다. 특히 혈뇨가 보일 때는 심각한 질환일 가능성이 있으므로 방광경 검사를 권합니다.

예전에는 검사 시 통증이 있었으나 현재에는 부드럽고 얇은 내시경이 개발되어 고통도 크게 줄었습니다. 사전 준비가 필요 없기에 입원하지 않고 외래로 진행할 수 있습니다.

검사는 다음과 같은 순서로 이루어집니다.

① 검사 전 화장실에 다녀오고 검사복으로 갈아입는다.
② 방광경용 검사대에 등을 대고 눕고 여성은 양다리를 조금 벌리고 외요도 입구를 소독한다.
③ 요도로 내시경을 삽입한다. 이때 남성은 젤 제형의 마취제로 부분 마취를 진행하기도 한다.

④ 내시경이 방광에 닿으면 생리식염수를 주입하고 방광을 관찰한다.

⑤ 내시경을 빼면서 요도도 관찰한다. 남성은 전립선도 함께 관찰한다.

남성은 5분 정도, 여성은 요도가 짧아서 3분 정도면 검사가 끝납니다.

직접 카메라로 방광 안을 관찰할 수 있어서 작은 병변이나 종양도 발견할 수 있다는 것이 가장 큰 이점입니다. 또 방광뿐만 아니라 요도, 전립선도 관찰할 수 있으므로 원인 불명의 간질성 방광염(72쪽 참고)의 진단 등에도 유효합니다.

방광경 검사 방법

요도로 내시경을 삽입하여 방광 안을 관찰한다.

〈남성〉　　　　　　　〈여성〉

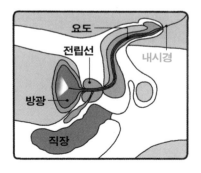 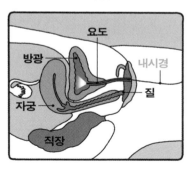

060

요류 측정 검사와 잔뇨 측정 검사는
어떤 검사인가?

요류 측정 검사(요속 검사)는 소변이 배출될 때의 속도를 측정합니다. 검사는 간단해서 측정 장치가 장착된 전용 화장실에서 소변을 보기만 하면 됩니다. 단, 정확히 측정하기 위해 150ml 이상의 소변량이 필요하므로 검사 전에는 소변을 참아야 합니다. 검사에서는 소변을 보기만 하면 평균 요속(배뇨량 'ml' ÷ 배뇨 시간 '초'), 최대 요속, 배뇨량 등이 자동 측정되어 곡선 그래프로 나타납니다.

정상일 때 최대 요속은 20~30ml/초(250~400ml의 소변을 10~30초 동안 배출)입니다. 전립선 비대증 등에 따른 배뇨 장애가 있을 때는 15ml/초 이하면 경증, 10ml/초 이하면 중증, 5ml/초 이하면 심각으로 진단합니다. 배뇨 후, 방광 내 잔뇨량은 잔뇨 측정 검사로 확인합니다. 전립선 비대증일 경우에는 소변을 본 후에도 찝찝한 느낌, 즉 잔뇨감이 강하게 나타납니다. 잔뇨 측정 검사는 대부분 부담이 적은 초음파 검사로 진행됩니다. 정상 잔뇨량은 15ml 이하이며, 50ml 이상이면 잔뇨가 있다고 판단합니다. 100ml 이상일 때는 확실히 배뇨 장애가 있다고 할 수 있습니다.

4장

치료는 어떻게
진행되는가

061

빈뇨와 요실금일 때는
어떤 치료법으로 진행되나?

빈뇨와 요실금 치료는 크게 네 가지로, ① 생활습관 개선에 목적을 두는 생활 지도, ② '골반저근 운동'(제8장 참고)이나 '방광훈련'(188쪽 참고) 등 행동요법, ③ 약물치료, ④ 수술입니다. 이런 치료는 어떤 원인으로 빈뇨·요실금이 일어나는지를 파악한 후에 환자의 의견을 참고하여 '치료하지 않고 상태를 지켜본다'라는 선택지도 포함하여 결정하게 됩니다.

빈뇨·요실금은 '소변을 내보내는 힘이 약해서 늘 방광에 소변이 차 있는 상태'에서만 일어나는 것이 아니라 '정상적으로 소변을 내보내는 힘이 있고 소변을 다 내보낸 상태'에서도 발생할 수 있습니다.

소변을 다 내보내지 못하고 늘 방광에 소변이 차 있어서 빈뇨가 되기도 하고 방광에 더 담지 못하고 소변이 흘러넘쳐서 요실금이 되는 경우는 우선 소변을 다 배출하게 하는 것이 치료 목표입니다. 남성은 전립선 비대증(61쪽 참고)이 있으면 전립선을 절제하여 소변이 지나는 통로인 요도를 넓히는 '경요도 전립선 절제술'을, 여성은 골반장기탈출증(69쪽 참고)이나 자궁 근종 등으로 요도가 좁아진 경우에 요도를 막는 장기 위치를 바로잡거나 제거하는 수술을 검토합니다.

방광의 수축력이 약해져서 소변이 다 나오지 않을 때는 방광 수축력을 강화하는 약이나 소변 출구가 되는 요도 괄약근을 이완하여 소변을 내보내기 쉽게 만드는 약을 처방합니다.

약을 먹어도 증상이 나아지지 않는 경우에는 요도에 카테터(얇은 관)를 넣어서 소변을 배출하는 방법을 검토합니다.

소변을 다 내보낸 상태인데도 빈뇨·요실금이 나타날 때는 소변을 저장하는 방광의 힘이 약해져 있을 가능성이 있습니다. 대뇌의 명령이 없어도 방광이 제멋대로 수축하여 요실금이 발생하기도 하므로 이때는 방광의 수축을 억제하는 약을 처방합니다.

방광이 멋대로 수축하는 증상은 방광암이나 방광 결석, 방광염 등에서도 나타납니다. 이런 질병이 의심될 때는 상황에 따라 정밀 검사를 시행합니다.

물론 약물치료와 수술에 의존하지 않아도 생활습관 개선으로 증상이 좋아지기도 합니다. 비만이라면 식습관 개선과 운동으로 몸무게를 감소하고, 몸이 찬 사람은 평소 몸을 따뜻하게 하는 데 신경 쓰는 등 환자에게 맞는 생활 지도가 이루어집니다.

062

얼마나 치료해야
효과가 나타날까?

약물치료에서는 1~3개월 정도 약을 먹으며 상태를 지켜봅니다.

'소변을 잘 내보내는 약'은 대부분 2~4주 정도면 효과가 나타나고 '소변을 참을 수 있게 하는 약'은 약 3개월 후 약의 효과를 판단하는 것이 일반적입니다. 후자의 경우, 약 종류가 매우 다양한데, 환자에 따라 1주 전후로 효과를 실감하기도 합니다.

반면에 효과가 좀처럼 나타나지 않는 경우도 있습니다. 효과가 바로 나타나지 않는다고 임의로 판단하여 약 복용을 중단하면 장기간 제대로 복용 시 효과를 볼 수 있는 약을 선택지에서 제외하는 결과를 초래합니다. 또 '다 나았으니 괜찮겠지'라며 마음대로 복용을 멈추는 환자도 있습니다. 어떤 경우에도 자의적인 판단은 금물입니다.

약을 처방받으면 효과가 나오든 나오지 않든 다음 진료일까지는 계속 복용해야 합니다.

약을 제대로 먹어도 증상이 호전되지 않는 경우, 의사의 판단에 따라 다른 약을 검토할 수도 있습니다.

063

증상이 개선되면
치료를 그만해도 될까?

요실금·빈뇨는 생활 지도나 행동요법으로 효과가 나타났더라도 치료를 멈추면 예전 상태로 돌아가기도 하고 약물치료 또한 원인을 근본적으로 제거하는 것이 아니기 때문에 치료를 중단하면 재발하기도 합니다. 다만, 과민성 방광(53쪽 참고)이나 야간 빈뇨(제6장 참고) 등은 암과 같은 중대 질병이 아니라는 점이 확인되면, 생명에는 지장이 없으므로 삶의 질 저하를 개선하는 데 치료의 목적을 둡니다.

'겨울에는 증상이 심한데 여름에는 괜찮다'처럼 계절에 따라 증상이 달라지는 환자는 증상에 맞춰서 복용법을 달리할 수 있습니다. 소변 문제가 왜 일어나는지 어떻게 해야 예방할 수 있는지 확실히 파악한 상태로, 증상에 대한 불안이 해소되어 '약을 먹지 않아도 괜찮다'라고 판단이 서는 환자도 있습니다. 대부분은 꾸준한 치료가 필요합니다. 전립선 비대증(61쪽 참고)이나 복압성 요실금(30쪽 참고) 등으로 수술을 진행하여 증상이 좋아진 경우에만 추가 치료 없이 경과를 지켜봅니다.

064

치료를 받기 위해
가져야 하는 마음가짐

치료 방침을 결정하는 데 환자가 적극적으로 참여하고 그 결정에 따라 치료를 진행하는 것을 '치료 순응'(adherence)이라고 하는데, 최근 의료 현장에서 중시되는 개념입니다. 빈뇨·요실금은 진찰 결과 '본인이 원하지 않으면 치료하지 않고 상태를 지켜본다'라고 판단하기도 합니다. 이때 중요한 것은 환자의 의견입니다. 치료하지 않고 상태를 지켜볼지 우선 행동요법을 시험해볼지 의사에게만 결정을 맡기면 자신의 사고방식이나 일상생활에 적합하지 않은 치료 방침이 세워질 수 있으므로 자신의 생활 방식에 어떤 치료가 적절할지 환자 본인이 고려해보는 것이 중요합니다.

물론 시간이 지나면서 생각이 바뀔 수도 있습니다. '처음에는 상태를 지켜보려고 했지만 아무래도 치료를 받고 싶다', '약을 바꾸고 싶다, 약을 중단하고 싶다'와 같이 마음이 달라지면 담당의와 솔직하게 상담하기 바랍니다. 의사의 설명을 통해 '지금 어떤 상태인지', '이 치료를 왜 받아야 하는지' 충분히 이해한 후에 치료해 나가기 바랍니다.

065

빈뇨·요실금을 치료받을 때 '좋은 의사' 찾는 법

자주 가는 병원의 주치의가 있다면 우선 그 의사에게 증상을 말하고 진료를 받으면 됩니다. 하지만 그런 의사가 없다면 비뇨의학과를 찾아가 진료를 받을 수 있습니다.

비뇨의학과 의사 중에도 빈뇨·요실금과 같은 '배뇨 장애'를 전문으로 진료하는 전문의가 있으며, 전문의 목록은 인터넷에서 확인 가능합니다.[대한비뇨의학회 홈페이지에서 비뇨의학과 병·의원을 검색할 수 있습니다.]

또 빈뇨·요실금 치료에 적합한 '좋은 의사'인지는 몇 가지 부분을 주의 깊게 살펴보면 알 수 있습니다. 초진 때 문진과 검사 과정에서 빈뇨·요실금 증상으로 어떤 부분을 특히 힘들어하는지 물으며 적극적으로 환자의 상태를 파악하려고 하는지 살펴보세요. 치료 방법에 대해 환자의 의견을 확인하고 가능한 한 환자가 희망하는 쪽으로 치료를 해나가려는 자세가 있는지도 중요합니다.

이에 더해 환자로서는 무엇보다 '대화하기 편하다', '이 선생님이라면 신뢰할 수 있겠다'라는 마음이 드는지 보는 것도 필요합니다. 의외로 '좋은 의사'에게 최선의 치료를 받는데도 생각한 만큼 효과가 나타나지 않을 수도 있기 때문입니다.

'왜 효과가 없을까', '어떻게 해야 효과가 나타날까'라는 생각이 들면 주저 없이 의사와 상담하기 바랍니다. 그래야 의사도 좋은 방향으로 대응할 수 있을 것입니다.

066

빈뇨·요실금 진단 후라도
다른 병원에서 추가 소견을 들을 수 있다

질병을 진단받은 병원과 다른 병원에서 새로운 진단이나 치료법에 대한 추가 소견을 들을 수 있습니다. 이러한 새로운 진단이나 추가 소견을 받는 것을 세컨드 오피니언이라고 합니다. 환자는 빈뇨·요실금뿐만 아니라 어떤 질환에서든 세컨드 오피니언을 받을 권리가 있습니다. 원한다면 다른 병원에서 추가적인 소견을 들어도 전혀 상관없습니다. 세컨드 오피니언을 받으려면 예약이 필요할 때도 있고 지금까지 다닌 병원의 검사 자료를 준비하는 등 시간과 수고가 들어가고 비용이 발생합니다. 이 부분을 고려한 상태에서 질병에 대해 더 잘 이해하고 치료를 받기 위해서라면 세컨드 오피니언을 받아도 좋겠지요.

하지만 다른 병원을 찾아가도 기대하는 답을 얻지 못할 수도 있습니다. 이러한 점은 각오해야 합니다. 세컨드 오피니언의 목적은 환자의 상태를 객관적으로 판단하고 더 나은 치료 선택지를 확인하는 데 있습니다. 기존과 다른 새로운 치료법을 시작하는 경우 치료 시작 시기가 늦어져 예상한 만큼 효과가 나지 않기도 합니다. 또 여러 병원에서 의견을 구하는 동안 상태가 악화할 때도 있습니다. 그러므로 '2주 이내에 여러 의견을 듣고 치료 방침 세우기' 등 미리 상담 계획을 짜두고 너무 시간이 지나기 전에 결정하는 편이 좋겠습니다.

5장

약물치료

067

빈뇨·요실금의 약물치료

병원에 다니면서 의사에 지도에 따라 생활습관을 개선하고 골반저근 운동(제8장 참고)이나 방광훈련(188쪽 참고) 등의 행동요법을 시행해봐도 효과가 나타나지 않을 때는 원인에 맞는 약물치료를 검토합니다.

빈뇨와 요실금이 주요 증상으로 나타나는 '전립선 비대증(61쪽 참고)', '골반장기탈출증(69쪽 참고)', '복압성 요실금(30쪽 참고)' 등의 질환이라면 수술로 증상이 개선될 수도 있으나 환자가 수술을 희망하지 않는 경우도 있습니다. 이때는 환자와 상담하여 우선 약물치료를 진행하며 상태를 지켜보기도 합니다. 약물치료는 단독으로 진행될 때도 있으나 앞서 언급한 생활습관 개선, 행동요법, 수술 등에 따른 치료법과 병행할 때 효과가 더욱 좋습니다.

자세한 사항은 뒤에서 소개하겠지만, 일반적으로 복압성 요실금에는 베타2 작용제가 사용되며, 절박성 요실금에는 항콜린제 또는 베타3 작용제가, 전립선 비대증에는 알파1 차단제 또는 PDE-5 억제제가, 방광염에는 항생제가 사용됩니다.

약물치료를 진행할 때는 의사가 지정한 양과 복용 시간을 잘 지켜서 꾸준히 챙겨 먹는 것이 가장 중요합니다. 사정이 있어 의사의 지시대로 약을 먹지 못했다면 바로 의사와 상담하시기 바랍니다. 다 나았다고 생각하며 임의 판단으로 복용 약을 중지해서는 안 됩니다.

빈뇨·요실금의 주요 약물치료

복압성 요실금	
베타2 작용제	요도 괄약근을 수축시켜 요도를 조인다.

절박성 요실금	
항콜린제	방광의 과도한 자극을 억제한다.
베타3 작용제	방광 근육을 느슨하게 하여 소변을 모은다.

전립선 비대증	
알파1 차단제	배뇨와 관련된 근육의 긴장을 풀어 배뇨 장애를 개선한다.
PDE-5 억제제	전립선과 요도 근육을 느슨하게 하고 혈류를 개선한다. 배뇨 장애 증상을 완화한다.

방광염	
항생제	세균을 죽인다.

○ 기본적으로 빈뇨·요실금의 원인을 파악하고 환자에게 맞는 약물치료를 시행한다.

068

과민성 방광일 때 처방받는 항콜린제는 어떤 약인가?

방광의 움직임은 교감신경과 부교감신경으로 되어 있는 자율신경으로 조절됩니다. 방광에 소변을 모을 때는 교감신경, 소변을 내보낼 때는 부교감신경이 작용합니다.

과민성 방광(53쪽 참고)을 치료하려면 소변을 방광에 충분히 모을 수 있어야 하므로 소변을 내보내는 역할을 하는 부교감신경의 움직임을 억제하는 것이 효과적입니다. 아세틸콜린이라는 신경전달물질이 방광 등의 지정 장소(수용체)에 부착하여 부교감신경을 자극하는데 항콜린제는 방광의 수용체에 부착하여 아세틸콜린이 수용체에 부착하지 못하게 만듭니다. 이런 작용으로 부교감신경을 억제하여 방광에 소변을 충분히 채울 수 있게 합니다.

항콜린제는 효과가 매우 뛰어나 과민성 방광의 약물치료에서 가장 먼저 사용되는 약이기도 합니다. 주로 다음 표에 있는 약들이 사용됩니다. 입 마름, 변비, 구토 등의 부작용이 나타나기도 합니다. 치료 효과를 판단하는 데 3개월 정도가 소요되므로, 금방 효과가 나타나지 않아도 꾸준히 복용하는 것이 중요합니다. 항콜린제는 먹는 약도 있고 붙이는 형태도 있습니다. 붙이는 약으로는 옥시부티닌염산염이 대표적이며, 1일 1회 1장을 아랫배 또는 허리, 넓적다리 중 한 군데에 붙이고 24시간마다 새것으로 교체하는 방식입니다. 피부로 천천히 흡수되기 때문에 먹는 약과 비교할 때 부작용이 적은 편이나 붙인 부위에 가려움이나 붓기와 같은 증상이 나타나기도 합니다. 효과와 부작용은 사람마다 다르므로 주치의와 상담한 후 자신에게 맞는 약으로 치료를 진행합니다.

항콜린제의 종류

일반명	주요 상품명
프로피베린염산염	바푸포[1]
솔리페나신	베시케어
톨터로딘	디트루시톨
이미다페나신	유리토스정
페소테로딘	토비애즈
옥시부티닌염산염(붙이는 약)	네오키시테이프[2]

항콜린제의 작용
방광의 과잉 수축을 억제하고 소변을 모을 수 있도록 한다.

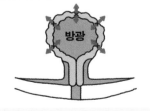

1. 바푸포는 일본 다이호제약 상품으로 국내에서 판매되지 않는다. 국내에서는 제일약품의 '비유피4정'을 가장 많이 처방한다고 한다. 2. 국내에서 판매되지 않는다.

069

과민성 방광 치료에 처방받는
베타3 작용제는 어떤 약인가?

과민성 방광(53쪽 참고)은 방광의 소변을 밀어내는 힘이 요도 괄약근이 요도를 조이는 힘보다 커서 요절박을 동반하는 빈뇨(32쪽 참고) 증상을 일으키는 질환입니다. 이런 증상을 개선하려면 방광을 넓히고 요도가 필요한 순간 외에는 느슨해지지 않도록 하는 것이 중요합니다. 우리 몸은 교감신경의 작용으로 소변을 모을 때는 방광이 넓어지고 요도 괄약근이 수축하여 소변 출구가 닫힙니다. 방광이 넓어지므로 더 많은 소변을 저장할 수 있게 됩니다.

베타3 작용제는 교감신경에 작용하는 약입니다. 복용하면, 교감신경의 베타3 아드레날린 수용체가 자극을 받아 방광 근육이 이완되어 방광은 넓어지고 요도를 수축하는 작용이 일어납니다. 2011년에 미라베그론이, 2018년에 비베그론이 출시되며 새로운 과민성 방광 치료제로 알려져 있습니다.[비베그론(제품명: 베오바정)은 일본 교린제약의 제품인데 제일약품에서 임상시험을 거쳐 국내에도 출시되었습니다.] 베타3 작용제도 입 마름, 변비, 복통 등과 같이 항콜린제와 비슷한 부작용이 나타나지만, 항콜린제보다 부작용 발생 빈도가 적은 편입니다. 다만, 간혹 혈압 상승이 나타나기도 하므로 복용 중에는 정기적으로 혈압을 확인해야 합니다.

또 드문 사례로 소변 줄기가 약해지는 증상이 나타날 때도 있습니다. 이런 증상이 지속된다면 약의 부작용일 가능성도 있으므로 의사나 약사에게 상담하기 바랍니다. 과민성 방광은 연령이 증가할수록 많이 나타나는 질환이기에 고령화가 가속되며 과민성 방광 환자의 증가가 더욱 우려되는 현실입니다. 과민성 방광은 삶의 질과 밀접히 관련된 만큼 새로운 치료제인 베타3 작용제의 역할이 매우 기대됩니다.

베타3 작용제 종류

일반명	주요 상품명
미라베그론	베타미가[1]
비베그론	베오바[2]

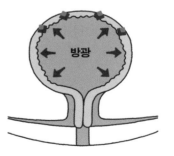

방광

베타3 작용제의 작용
방광을 넓혀서 소변을 저장할 수 있도록 한다.

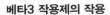

1. 아스텔라스 제약의 제품으로 일본에서는 '베타니스'로, 국내에서는 '베타미가'로 판매되는 동일 상품이다.
2. 일본 교린제약 상품, 국내에서도 '베오바'로 판매된다.

070

항콜린제와 베타3 작용제는
어떻게 다른가?

항콜린제와 베타3 작용제의 효과는 거의 같지만 베타3 작용제가 변비, 입 마름과 같은 부작용이 더 적다고 알려져 있습니다. 단, 베타3 작용제 중에는 임신을 계획하는 환자가 사용할 수 없는 약도 있으니 주의해야 합니다. 항콜린제는 먹는 약, 붙이는 약으로 두 종류가 있는데 붙이는 약은 먹는 약보다 천천히 흡수되어 부작용이 적은 편입니다. 약을 삼키기 어려운 고령자나 부작용 위험이 적은 약을 선호하는 환자에게는 붙이는 약을 처방하기도 합니다. 변비나 입 마름 증상을 이미 겪고 있는 환자라면 관련 증상이 더 심해지지 않도록 대체로 처음부터 베타3 작용제를 처방합니다.

'치료를 시작하며 항콜린제를 복용했는데 생각만큼 효과가 나타나지 않는다'라는 경우에는 환자와 상의하여 베타3 작용제로 변경하기도 하며 그 반대일 때도 있습니다. 또 항콜린제와 베타3 작용제를 각각 단독으로 사용하여 효과를 얻지 못한 경우, 두 종류를 병용하여 효과를 얻기도 합니다.

071

과민성 방광의 약을 복용하면
언제부터 효과가 나타나나?

과민성 방광(53쪽 참고)의 약물치료에서는 항콜린제와 베타3 작용제 처방이 일반적입니다. 약의 효과는 시간을 두고 적어도 '3개월 복용 후'에 판단하게 됩니다. 단, 효과가 나타나는 시점은 사람마다 차이가 있는데 가장 빠른 경우 '3일 만에 효과를 실감했다'는 환자도 있었습니다. '약을 먹기 시작한 지 1주일 후부터 증상이 개선되었다'는 제약회사 제공 자료도 있으므로 '반드시 장기간 복용해야 효과가 나온다'고 보기는 어렵습니다.

다만, 재차 강조하는 부분이지만 단기간에 약의 효과가 나타나 증상이 개선되었다고 해서 임의로 약을 중단해서는 안 됩니다.

효과가 금방 나오든 나오지 않든 약물치료를 진행할 때는 의사의 지시를 따르는 것이 매우 중요합니다.

072

과민성 방광 치료 약의 부작용과 그 대책

120쪽~125쪽에서 언급한 것처럼, 과민성 방광의 치료제로는 항콜린제와 베타3 작용제 두 종류가 있습니다. 이런 약의 기전은 아세틸콜린이라는 신경전달물질과 밀접한 관련이 있습니다. 아세틸콜린은 방광뿐만 아니라 침샘과 위장에도 작용하며 보통은 과하거나 부족하지 않을 만큼의 침이 분비되고 위장이 적절히 움직여 변을 원활히 배출하는 데 영향을 줍니다. 그런데 항콜린제가 이런 작용을 억제하면서 입 마름이나 변비와 같은 부작용이 나타나기도 합니다.

베타3 작용제도 항콜린제보다는 적지만 비슷한 부작용이 보고되고 있습니다.

약의 부작용에 따른 입 마름이 신경 쓰일 때는 작은 얼음이나 사탕을 물고 있으면 침이 더 잘 분비됩니다. 침샘을 마사지하거나 입을 헹구는 것도 입안을 촉촉하게 만드는 데 도움이 됩니다. 입이 말라서 자주 음료를 마시다 보면 빈뇨·요실금이 오히려 악화하기도 하므로 주의해야 합니다.

부작용으로 변비가 나타날 때는 식이섬유가 풍부한 식품(해조류, 콩류, 야채류, 버섯류, 과일류)을 충분히 섭취하는 등 식생활에서 해결책을 찾을 수 있습니다. 최근에는 효과가 뛰어난 변비약이 많으니 담당의와 상담하여 변비약을 처방받는 방법도 있습니다. 다만 고령자의 경우에는 시중의 변비약을 사용하면 배변 조절이 되지 않고 의지와 상관없이 변이 새는 '변실금'이 발생하기도 하니 임의로 복용하지 말고 의사와 상담하기 바랍니다.

약의 부작용과 대책

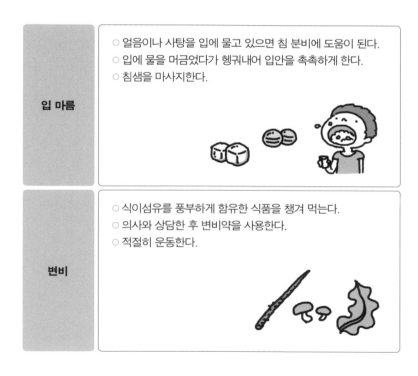

입 마름	○ 얼음이나 사탕을 입에 물고 있으면 침 분비에 도움이 된다. ○ 입에 물을 머금었다가 헹궈내어 입안을 촉촉하게 한다. ○ 침샘을 마사지한다.
변비	○ 식이섬유를 풍부하게 함유한 식품을 챙겨 먹는다. ○ 의사와 상담한 후 변비약을 사용한다. ○ 적절히 운동한다.

073

복압성 요실금 치료제인 베타2 작용제

복압성 요실금(30쪽 참고) 약물치료에 사용되는 약은 '스피로펜트'라는 제품으로 베타2 작용제입니다. 이 약은 원래 기관지 확장 작용으로 천식에 의한 기침이나 답답함을 개선하는 데 사용되는 약입니다. 그런데 방광의 근육을 이완시키고 요도 괄약근을 수축하는 부차적 작용 때문에 복압성 요실금의 증상을 완화하는 데도 쓰입니다. 복압성 요실금 치료제로는 이 약이 유일하다고 할 수 있습니다. 하지만 효과가 그리 큰 편은 아닙니다.

복압성 요실금 치료에는 골반저근 운동(제8장 참고)이 매우 효과적입니다. 경증 또는 중증일 때는 우선 골반저근 운동을 매일 일정 시간 시행해보세요. 2~3개월 꾸준히 지속하면 늘어났던 골반저근이 서서히 조여지면서 증상이 완화됩니다. 골반저근 운동은 증상이 심한 경우에도 효과가 있으니 꾸준히 실천해보기 바랍니다. 좀처럼 개선되지 않는 경우, 베타2 작용제를 처방하는 방법도 있으나 효과가 제한적이므로 요도 슬링 수술(TVT 수술 등. 156쪽 참고)을 추천합니다.

074

전립선 비대증 치료에 쓰이는
알파1 차단제, PDE-5 억제제

알파1 차단제, PDE-5 억제제는 남성 전립선 비대증의 대표적 치료제입니다. 알파1 차단제는 전립선, 요도, 방광 출구 부분 근육의 긴장을 완화하는 작용을 합니다. 전립선과 요도에는 자율신경과 관련된 알파1 수용체가 많아서 아드레날린이 분비되면 알파1 수용체와 결합하여 근육을 수축하고 그에 따라 소변이 나오기 어려워집니다. 알파1 차단제는 이런 결합을 방해하여 근육을 느슨하게 하고 소변이 나오기 쉬운 상태로 만들어줍니다. 다만, 종류에 따라서는 기립성 저혈압(일어날 때 혈압이 내려가 어지러움 등이 나타납니다.)이나 휘청거림, 사정 장애와 같은 부작용이 일어나기도 하므로 주의가 필요합니다.

PDE-5 억제제는 발기부전 치료제로 개발된 약입니다. 혈관 확장 작용으로 전립선과 요도의 혈류를 증가시키면서 근육을 이완하여 소변이 지나는 길을 넓혀주는 효과가 있습니다. 요도와 방광의 염증 억제에도 도움이 된다는 연구 결과가 있습니다. 하지만 이 약도 주의할 점이 있습니다. 협심증이나 심근경색의 치료에 사용되는 니트로글리세린을 복용하고 있는 경우에는 PDE-5 억제제를 사용할 수 없습니다.

기본적으로 전립선 비대증은 약물치료를 기본으로 삼으며 약물로 증상이 충분히 개선되지 않을 때만 수술이 이루어집니다. 상당수의 고령 남성은 전립선 비대증이 개선되면 소변 문제가 해소되지만, 여전히 빈뇨가 나타날 때는 과민성 방광(53쪽 참고)일 가능성이 있습니다. 이때는 항콜린제(120쪽 참고)도 치료에 사용합니다.

알파1 차단제의 작용

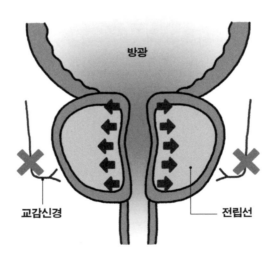

교감신경의 작용을 방해하여 요도와 방광 근육의 긴장을 느슨하게 한다. 부교감신경의 작용을 돕는다.

075

전립선 비대증에서 처방받는
남성 호르몬 억제제의 부작용

남성 호르몬을 억제하는 작용이 있는 약은 성욕 감퇴, 발기부전, 사정 장애 등의 성기능 저하라는 부작용이 나타날 가능성이 있습니다. 이런 이유로 최근에는 부작용이 덜한 5알파 환원효소 억제제를 주로 사용합니다.

남성 호르몬 중에서도 디하이드로테스토스테론(DHT)이라는 호르몬이 전립선 비대와 밀접한 관련이 있습니다. DHT는 5알파 환원효소의 작용으로 만들어지는데 5알파 환원효소 억제제는 이 5알파 환원효소를 방해하는 역할을 합니다. DHT 생성을 억제하면 전립선이 작아지고 배뇨 증상이 개선됩니다. 이 약도 부작용으로 성기능 장애가 드물게 나타나긴 하나, 기존의 항남성 호르몬제와 비교할 때 발생 빈도가 현저히 적은 편입니다. 전립선 비대가 심할 때(전립선 부피가 30~40ml 이상)는 5알파 환원효소 억제제와 알파1 차단제(129쪽 참고)를 병행하여 더 큰 효과를 얻기도 합니다.

076

빈뇨를 유발하는 방광염에 사용하는 약

　방광염(71쪽·72쪽 참고) 치료에는 세균을 죽이는 항생제가 사용됩니다. 항생제를 복용하면 3~5일 만에 대부분 증상이 개선됩니다. 항생제 복용 후 바로 증상이 개선되었다고 해서 중간에 복용을 멈추면 항생제가 듣지 않는 '내성균'이 생기기 쉬워 재발 시 치료가 어려워집니다. 처방받은 약은 반드시 전부 복용하시기 바랍니다. 또 치료 중 충분한 수분 섭취는 소변량을 늘려 방광에서 증식한 세균을 소변과 함께 배출하는 데 도움이 됩니다.

　약 복용이 끝난 후에는 다시 소변 검사를 통해 방광염이 완치되었는지 확인합니다. 때에 따라 소변을 배양하여 세균의 종류, 약과의 상생을 확인하기도 합니다. 간혹 방광염과 같은 증상 이면에 중대한 질병이 숨어 있을 때도 있습니다. 요로결석, 방광염 외에도 남성은 전립선 비대증, 여성은 골반장기탈출증 등과 같은 질병에서도 방광염과 비슷한 증상이 나타납니다. 약을 먹어도 증상이 호전되지 않거나 여러 번 재발한다면 정밀 검사를 받아볼 필요가 있습니다.

077

빈뇨·요실금에
한방약도 효과가 있나?

빈뇨에는 '우차신기환'과 '팔미지황환', 복압성 요실금에는 '보중익기탕' 등의 한방약이 효과가 있다는 연구 결과가 있습니다. 다양한 치료를 받아도 증상이 좀처럼 개선되지 않던 환자가 우차신기환이나 팔미지황환을 복용하고 나은 사례도 있습니다. 한방약을 복용했더니 빈뇨·요실금뿐만 아니라 저림 등 배뇨 이외의 증상이 개선되어 '전보다 컨디션이 좋아졌다'라는 사람도 있습니다.

최근 일본에서는 한의학을 전문으로 하지 않는 의료기관이나 한방약 처방이라고 따로 쓰여 있지 않은 병원에서도 한방약을 처방하는 일이 많아졌습니다. 1일 2회 복용용으로 나온 스틱 형태도 있고 알약 형태로도 나와 있어서 예전보다 '먹기 불편함'이 한결 줄었습니다. 다만 더위를 잘 타는 사람이 팔미지황환이나 우차신기환을 복용하면 더욱 상기될 수 있으므로 체질을 고려하여 한방약을 선택해야 합니다.

078

빈뇨·요실금 개선에 도움이 되는 시판 약이나 건강보조제

약국에 가면 빈뇨에 효과적이라는 한방약 베이스의 시판 약, 배뇨 장애 개선 목적의 보조제를 만나볼 수 있습니다. 예를 들면, 종려과 식물에 있는 '노코기리야시' 성분의 영양보조제는 전립선 비대증에 효과가 있다고 알려져 있습니다. 이러한 시판 약이나 건강보조제는 처방전 없이도 간단히 구매 가능하며 실제로 '효과를 봤다'라는 사례도 있습니다. 하지만 지금까지 보고된 사례와 연구 결과를 바탕으로, 일본비뇨기과협회 진단가이드에서는 '적극적으로 권장할 만큼의 근거가 없다'라고 밝히고 있습니다.

보통 병원에서 처방하는 약은 까다로운 임상시험을 통과하여 효과가 입증되고 부작용도 환자가 받아들일 수 있을 만하게 조정한 약입니다. 반면에 건강보조제는 이런 시험을 거치지 않은 제품이 많고 적정량이나 부작용에 대한 정보가 부족한 면이 있습니다. 시판 약이나 건강보조제 사용 여부는 환자의 판단에 달려 있으나 이런 부분을 미리 인지한 상태에서 검토할 필요가 있습니다. 궁금한 사항이 있으면 의사에게 자세히 문의해보세요.

6장

야간 빈뇨와
야뇨증

079

자다가 화장실에 가고 싶어서 잠에서 깬다면
무조건 증상을 고쳐야 하나?

화장실에 가고 싶어서 잠에서 깬다고 무조건 문제 증상이 아닙니다. 화장실에 가고 싶어서 잠을 깨더라도 크게 신경 쓰이지 않는 경우라면, 야간에 몇 번 화장실에 가는지 그 횟수보다 1회 배뇨량이 어느 정도인지에 주목해야 합니다. 예를 들어, 1회 소변량이 300ml로 3회 배뇨하는 사람은 화장실에 가고 싶어서 잠에서 깨는 것이 자연스럽다고 할 수 있습니다. 이때는 딱히 다른 문제가 있는 것이 아니기 때문에 수분 섭취량을 줄이면 야간 배뇨가 개선될 가능성이 큽니다.

하지만 1회 100ml 소변량으로 3회 화장실에 가는 사람이라면 중간에 깨지 않고 수면의 질을 높일 수 있습니다. 이때는 의료기관을 방문하여 증상의 원인을 확실히 파악해볼 필요가 있습니다. 약을 복용하여 1회 배뇨량을 늘려서 야간 배뇨 횟수를 줄이는 것도 가능합니다. 만약 밤에만 소변량이 많아지는 '야간 다뇨'라면 이에 대한 약을 처방받아 증상을 개선할 수 있습니다.

더욱이 고령자의 경우, 취침 후 몇 번이나 화장실 때문에 일어나게 되면 이동 중 넘어질 위험이 커지므로 주의해야 합니다. 이 때는 딱히 신경 쓰이지 않는 경우라도 화장실 때문에 밤에 깨는 횟수를 줄이려는 노력이 필요합니다.

080

야간 빈뇨의 원인이 되는
다뇨란?

야간 빈뇨에는 다양한 원인이 있는데 우선 고려해볼 수 있는 것은 야간 소변량이 증가하는 '야간 다뇨'입니다. 우리 몸은 수면 중에 뇌하수체에서 배뇨를 줄이는 항이뇨 호르몬이 분비되어 수면을 방해하지 않도록 소변량을 조절합니다. 그런데 나이가 들면서 항이뇨 호르몬 분비가 줄어들며 야간 소변량이 늘어나게 됩니다.

물론, 낮 동안 또는 자기 전 과도한 수분 섭취도 야간 다뇨를 일으킵니다. 1일 적정 수분 섭취량은 식사 외에 수분으로 '20~25 × 몸무게 = 적정 수분량(ml)'입니다. 몸무게가 50kg일 때는 1일 1,000~1,250ml가 적정 수분 섭취량입니다.

적정량의 수분량을 여러 번에 나눠 자주 섭취하기 바랍니다. 수분 섭취가 많은 날에는 적당한 운동으로 여분의 수분을 땀으로 배출해도 좋겠지요.

이 외에도 만성콩팥병, 만성심부전, 뇌졸중을 포함한 뇌혈관 장애와 같은 질병으로 인해 발생하는 '약제성 다뇨'가 있습니다. 카페인이나 알코올 등 화학물질과 혈압을 내리는 강압제, 이뇨제 등의 약 때문에 발생하는 증상입니다. 이러한 약을 복용 중인데 야간 빈뇨가 나타난다면 주치의와 상담하기 바랍니다. 참고로 평균 성인 1일 배뇨량은 약 1,000~1,500ml입니다. 야간에 보는 소변량이 전체 배뇨량의 33% 이상, 즉 330~495ml 이상일 때는 야간 다뇨일 가능성이 있습니다. 1일 배뇨량이 '몸무게×40ml' 이상일 때 다뇨라고 정의합니다. 몸무게가 50kg인 사람이라면 1일 소변량이 2,000ml일 때 다뇨라고 할 수 있겠지요. 과민성 방광(53쪽 참고)이나 전립선 비대증(61쪽 참고)으로 인해 방광이 유연성을 잃어 소변을 저장하는 기능이 저하되었을 때도 야간 빈뇨가 발생합니다.

다리의 부종도 야간 빈뇨와 관계가 있습니다. 이와 관련하여 자세한 내용은 141쪽을 참고하기 바랍니다. 어떠한 원인으로 야간 빈뇨가 일어나는지 파악하기 위해서는 배뇨일지(182쪽·184쪽 참고) 작성이 도움이 됩니다.

배뇨 시각과 배뇨량을 기록하여 빈뇨가 낮과 밤에 모두 나타나는지를 알고, 1회 또는 1일 배뇨량 등을 알 수 있습니다. 배뇨일지 등으로 야간 빈뇨의 원인을 분명하게 파악하게 되면 그에 맞는 적절한 대처와 치료가 가능해집니다.

081

야간 빈뇨를 예방하려면
잠자리에 들기 몇 시간 전부터
수분 보충을 제한하는 것이 좋은가?

수분 보충은 취침 2~3시간 전까지가 적당합니다. 몸에 있는 여분의 수분이 몸 밖으로 배출되는 데는 2~3시간 정도가 필요하기 때문입니다. 그 시간 전까지 지나치게 섭취하지 않았다면 적당한 수분 보충은 문제 되지 않습니다.

한 가지 더 당부하고 싶은 부분은 음료 외로 섭취하는 수분과 염분입니다. 자칫 음료만 신경 쓰기 쉽지만 생채소나 과일에도 수분이 다량 함유되어 있습니다. 샐러드나 디저트류, 된장국과 같은 국물류에 들어 있는 수분량에도 주의해야 합니다. 또 절인 음식, 과자 등 염분이 많은 식품을 과다 섭취하면 소변량이 증가할 뿐만 아니라 목이 말라 수분을 더욱 섭취하게 됩니다.

이뇨 작용이 있는 음료는 저녁 식사 후에 삼가는 편이 좋습니다. 카페인이 들어 있는 커피나 홍차, 녹차 외에도 에너지 드링크, 알코올에는 이뇨 작용이 있어 주의가 필요합니다. 특히 알코올은 수면 중 배뇨를 조절하는 항이뇨 호르몬 분비를 억제하기 때문에 야간 빈뇨를 유발하는 주요 원인이 됩니다.

082

야간 빈뇨는 낮에 '다리가 붓는 증상'과 관계가 있나?

네, 관계가 있습니다. 자세히 설명해드리겠습니다. 심장에서 내보내는 혈액은 동맥을 지나 전신 세포로 효소를 전달한 후에 이산화탄소 등의 노폐물을 회수하여 정맥을 지나 다시 심장으로 돌아옵니다.

그런데 정맥은 동맥처럼 심장의 펌프 작용(혈액을 강하게 내보내는 힘)이 미치지 않는 데다 심장보다 낮은 곳에 있는 정맥은 중력을 거슬러서 혈액을 밀어 올려야 합니다. 다리는 혈액이 정체되어 붓기 쉬운 위치에 있는 것이지요.

다리가 붓는 현상은 특히 심장·콩팥 기능이 저하되거나 노화로 인해 근력과 혈관 수축력이 약해진 사람에게 두드러지게 나타납니다.

그럼 다리가 붓는 현상과 야간 빈뇨는 어떤 관계가 있을까요?

밤에 자려고 누우면, 서 있거나 앉아 있을 때와는 다르게 신체 부위의 높낮이 차가 적습니다. 중력의 영향도 적어져서 다리에 정체되어 있던 수분이 정맥을 지나 상반신으로 이동하여 다시 심장으로 돌아오게 됩니다.

그러면 몸의 수분량을 감지하는 심장 센서가 작동하여 여분의 수분을 배출하려고 비뇨를 촉진하는 이뇨펩티드라는 물질을 만들어냅니다. 그 결과, 야간 소변량이 증가하여 몇 번이나 화장실에 가고 싶어지는 것입니다.

이처럼 다리 부종이 원인이 되어 발생한 야간 빈뇨는 사소한 생활습관을 통해서도 개선할 수 있습니다.

수분과 염분 섭취 줄이기

수분을 조금씩 자주 섭취하는 일은 중요하지만, 낮 동안 지나치게 수분을 섭취하면 야간 빈뇨를 유발합니다. 음료만이 아니라 수분 함유량이 많은 생채소 등도 적정량만 섭취하도록 유의합니다.

또 염분을 다량 섭취하면 목이 말라 물을 더 많이 마시게 되고 이뇨 호르몬의 작용에도 크게 영향을 미치므로 염분 섭취량에도 주의를 기울입니다.

목욕하기

욕조에 몸을 담그면 다리에 수압이 가해지면서 부기 완화와 해소에 도움이 됩니다. 단, 다리에 압력이 가해지면 하반신에 있던 여분의 수분이 소변으로 배출될 수 있으므로 잠자리에 들기 직전이 아니라 1~2시간 전에 목욕을 마치는 편이 좋습니다.

하반신을 움직이는 운동

다리가 붓기 쉬운 오후부터 저녁 시간 사이에 30분 정도 걷기 등 하반신을 움직이는 운동을 하는 것이 좋습니다. 종아리 근육을 자극함으로써 펌프 작용을 촉진하여 하반신에 쌓인 수분을 상반신으로 올려 보냅니다.

083

밤에 다리가 부어 있는 상태에서 야간 빈뇨를 예방하는 방법

저녁 시간대 다리 부종은 야간 빈뇨의 주요 원인이 됩니다.(141 쪽 참고) 나이가 들면서 근력 저하, 심장과 콩팥 기능 저하에 따라 다리 부종이 생기기 쉽고 하반신을 움직일 기회가 적을 때도 다리가 쉽게 붓습니다.

온종일 서서 일하거나 내내 앉아서 일하는 경우가 이에 해당합니다. 이처럼 다리를 움직일 일이 적은 사람은 다리 근육을 사용할 때 일어나는 펌프 작용(심장에 혈액을 보내는 작용)이 약해집니다. 그러면 하반신의 혈액이 잘 순환되지 않아 다리가 붓게 됩니다.

옷을 얇게 입거나 실내 냉방 때문에 하반신이 금방 차가워지는 사람도 다리 부종이 생기기 쉽습니다. 이처럼 다리가 부었을 때 여분의 수분을 배출하는 데 도움을 주는 셀프 케어법이 있습니다. 방법도 매우 간단하니 가벼운 마음으로 실천해보세요.

잠자리에 들기 약 3시간 전에 바닥에 등을 대고 누운 자세로 두 다리를 바닥에서 10~15cm 정도 들어 올립니다. 종아리 아래 쿠션 같은 것을 대서 받쳐주세요. 이때 하반신에 있던 여분의 수분이 상반신으로 가면서 배뇨가 촉진되는 효과가 나타납니다. 시간은 15분 정도가 적당합니다. 텔레비전을 보면서 부담 없이 실천해보기 바랍니다.

종아리 마사지도 부종 해소에 효과적입니다. 저녁 식사 후 종아리를 아래서 위로, 한 방향으로 마사지해주세요. 적당히 압력을 가하며 손바닥 전체로 쓰다듬듯이 마사지합니다. 주무르기도 하면서 동작에 변화를 줘도 좋습니다. 시간은 좌우 합쳐 15분 정도가 적절합니다.

또 일하는 중간중간 발목을 돌리고 발뒤꿈치를 올렸다 내리는 등 낮에 자주 다리를 움직이는 것만으로도 야간 빈뇨를 개선하는 데 효과가 있습니다.

다리 부종을 해소하는 방법

누운 자세에서 다리를
높이 올려둔다.

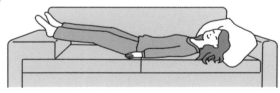

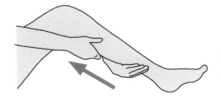

좌우 종아리를 15분간 문지르고
주무르며 마사지한다.

6장 야간 빈뇨와 야뇨증   145

084

다리 부종 예방에 '압박 스타킹'은
효과가 있을까?

하반신 부종은 야간 빈뇨의 주요 원인(141쪽 참고)이므로 부종 예방이 야간 빈뇨를 개선하는 데 도움이 됩니다. 이때 압박 스타킹 착용은 매우 효과가 좋습니다.

압박 스타킹은 종아리를 적정 수준으로 조여주면서 하반신에 수분이 쌓이지 않도록 해줍니다. 낮 동안 소변량이 늘면서 다리 부종을 방지하고 다리에 여분의 수분이 남지 않도록 도와줍니다. 일본비뇨기과협회가 2020년에 발표한 '야간 빈뇨 진료가이드'에서도 압박 스타킹 착용을 권장합니다.

압박 스타킹은 부종이 나타난 후에 착용하는 것이 아니라 아침부터 저녁까지 쭉 착용하는 편이 좋습니다. 약국에서 다양한 형태의 압박 스타킹을 판매하므로 처음에는 약간 큰 사이즈로 시작해보세요. 너무 답답하다면 착용 시간을 짧게 하여 적응 기간을 가져도 좋겠지요.

당뇨병이나 심장 질환이 있다면 주치의와 상의한 후 사용하기 바랍니다.

085

나이가 들면서 생기는 불면증도 야간 빈뇨의 원인이 될까?

나이가 들면 잠이 얕아지고 야간에 눈이 떠지는 일이 많아집니다. 자다가 깼을 때 실제로는 요의가 없는데도 '화장실에 가고 싶어서 깼다'라고 착각하기 쉽습니다. 이 또한 야간 빈뇨의 한 가지 유형입니다.

야간 빈뇨의 증상을 개선하기 위해서는 숙면하기, 즉 수면의 질을 높여야 합니다. 이를 위해서는 매일 같은 시간에 일어나 햇볕을 쬐는 것이 도움이 됩니다. 이로써 체내 시계가 바로잡혀 밤이 되면 자연스레 잠이 오게 됩니다.

커피나 녹차처럼 카페인이 든 음료는 숙면을 방해하므로 취침 전에는 삼가는 편이 좋습니다. 알코올이나 흡연도 마찬가지이니 잠자리에 들기 전에는 피하세요.

또한, 졸음이 온 후에 잠자리에 드는 것이 숙면에 도움이 됩니다. '매일 같은 시간에 자야 해' 또는 '8시간은 자야 하는데'라는 강박을 느낄 필요는 없습니다. 자연스럽게 졸릴 때 잠자리에 들면 저절로 수면의 질이 높아져 야간 빈뇨도 개선될 수 있습니다.

086

코골이가 심한 수면무호흡증도
야간 빈뇨의 원인

    야간 빈뇨에는 다양한 원인이 있으며 수면 장애도 그중 하나입니다. 수면무호흡증이 있으면 자는 동안 무호흡 상태가 반복되면서 얕은 잠을 자게 됩니다. 이 때문에 몇 번이나 잠에서 깨게 되는데 이때 실제로 요의가 없는데도 화장실에 가고 싶어서 잠에서 깼다고 착각하며 야간 빈뇨를 일으킵니다. 또 수면무호흡증이 야간 다뇨를 유발한다고도 알려져 있습니다. 설명이 약간 어려울 수 있으나 그 구조를 설명하자면, 우선 무호흡으로 폐가 부풀지 않아서 흉강(폐와 심장이 있는 공간) 안이 음압(대기압보다 낮은 압력) 상태가 됩니다. 그만큼 심장으로 돌아가는 정맥혈이 증가하여 심장이 확장됩니다. 이때 심장에 있는 센서가 여분의 수분을 감지하고 이뇨 호르몬을 분비하여 소변량을 증가시킵니다.

    수면무호흡증의 주요 증상은 코골이, 수면 중의 무호흡 등이 있는데 코골이가 한 번 멈췄다가 크게 호흡을 시작하면서 다시 코를 골기도 합니다. 주변 사람에게 이런 증상을 지적받으면 서둘러 병원을 방문하여 진찰을 받아보는 편이 좋습니다.

087

야간 빈뇨 예방책으로
스트레스를 완화하는 아로마가 좋다

자다가 여러 번 잠에서 깨는 야간 빈뇨는 스트레스와 밀접한 관련이 있습니다. 스트레스로 방광이 과민하게 반응하여 몇 번이나 잠에서 깨는 경우라면 잠자리에 들기 전 몸과 마음을 편안하게 만들어보세요.

천연 식물의 꽃, 잎, 뿌리, 나무의 방향 성분을 사용하여 심신 안정에 도움을 주는 아로마 테라피를 활용하는 것도 좋은 방법입니다.

아로마 테라피에서 빠뜨릴 수 없는 정유(에센셜 오일)는 몸과 마음의 긴장을 풀게 하는 부교감신경에 작용하여 스트레스나 긴장을 완화하는 데 효과가 있습니다.

라벤더 향에 둘러싸여 잠자리에 드는 방법은 매우 간단합니다. 침실에 아로마 디퓨저를 준비하고 용기에 물을 넣은 후 라벤더 오일을 몇 방울 떨어뜨리고 전원을 켜기만 하면 됩니다. 라벤더의 릴렉스 효과로 잠을 깊이 자게 되면 야간 빈뇨 예방에도 도움이 됩니다.

088

일이 바빠진 후로 야뇨증이 생겼다.
왜 그럴까?

성인의 야뇨증(자다가 무의식중에 소변을 보는 증상)은 확실히 어떤 원인 때문이라고 특정할 수는 없으나 자율신경의 불균형이 그 원인으로 주목받고 있습니다.

야뇨증은 일반적으로는 어린이에게 많이 나타나는데 어릴 때는 배뇨 기능과 신경전달계통이 미숙하여 일어나는 현상이라고 볼 수 있습니다. 어린이의 방광은 용량이 적어서 수면 중 방광이 가득 차기 쉬운 데다 신경전달물질의 억제 기능이 충분히 작용하지 못해 방광이 멋대로 수축하여 소변이 나오게 됩니다.

5~7세 정도에 가장 많이 나타나며 성인이 되면 대부분은 증상이 사라지나 성인이 된 후 재발하는 사례도 있습니다. 이때는 과로로 인한 스트레스로 자율신경의 균형이 깨져 배뇨 기능이 제대로 작동하지 않아서일 가능성이 있습니다. 과로 때문에 너무 깊이 잠들어 요의가 있을 때 잠에서 깨지 못하고 야뇨증이 되기도 합니다. 어떤 상황 때문이든 야뇨증이 나타난다면 병원에 방문하여 전문의와 상담하기 바랍니다.

089

과음도 야뇨증의 원인

술을 마신 후 자는 동안 자기도 모르게 소변이 나오는 일은 극히 드뭅니다. 웬만큼 많이 마시지 않는 한 야뇨증을 일으키지는 않겠지요. 그렇지만 과도한 음주는 주의해야 합니다. 술에는 이뇨작용이 있어서 취침 전 음주는 야간 빈뇨의 원인이 됩니다. 과도한 알코올 섭취는 뇌의 중추신경을 마비시키므로 요의를 느끼기 어렵게 만들어 수면 중 소변이 나올 가능성도 있습니다.

어느 정도의 음주량이 '과음'인지는 사람마다 다릅니다. 술이 센지 아닌지는 간의 알코올 대사 능력에 따라 정해집니다. 대사 능력이 낮은 사람은 맥주 한 캔으로도 취하고, 대사 능력이 높은 사람은 몇 병을 마셔도 취하지 않을 수 있습니다. 이런 체질은 유전적인 것이므로 아무리 술로 단련한들 바뀌지 않습니다.

무엇보다 자신의 '적정량'을 아는 것이 중요합니다. 음주 후 밤에 화장실에 가고 싶어서 몇 번이나 일어나게 된다면 적정량을 넘었다고 볼 수 있겠지요. 평소 적정량에 유의한다면 음주 때문에 야뇨증이 발생할 걱정은 하지 않아도 됩니다.

090

이뇨제 때문에
야간 빈뇨가 생길 수도 있나?

이뇨제는 고혈압과 부정맥 같은 심장 질환 등에 처방되는 약으로 소변량을 늘려 체내에 있는 여분의 수분을 배출하고 심장에 가는 부담을 줄여주는 효과가 있습니다. 소변량을 증가시키는 약이므로 당연히 배뇨 횟수가 늘어납니다. 더욱이 부작용으로 탈수 증상이 나타날 수 있기에 수분을 충분히 섭취하도록 권고받습니다. 이 때문에 이뇨제 복용 중에 빈뇨가 나타날 확률이 높습니다.

하지만 복용 시간에 주의하면 이런 현상을 예방할 수 있습니다. 저녁부터 밤 사이 이뇨제를 복용하면 야간 빈뇨가 생길 가능성이 있습니다. 반대로 아침에 이뇨제를 복용하면 낮 동안 소변량이 늘어 낮에만 화장실 가는 횟수가 증가합니다. 후자일 때 삶의 질을 떨어뜨리지 않으며 이뇨제를 사용할 수 있겠지요.

실제로 이뇨제 복용 시간을 조절하여 야간 빈뇨를 방지하기도 합니다. 낮에 이뇨제를 복용해서 저녁때까지 체내에 있는 여분의 수분을 배출하고 야간 소변량을 억제하는 방식이지요. 단, 이뇨제 복용 시간은 반드시 의사와 상담한 후 결정하기 바랍니다.

7장

수술과
그 외 치료법

091

10명 중 6명은 요실금·빈뇨 같은 배뇨로 고민한다

　빈뇨·요실금으로 고민하는 사람이 무척 많습니다. 2002년 일본배뇨기능학회가 진행한 조사에 따르면 낮 동안 8회 이상 화장실에 가는 사람은 2명 중 1명, 밤에 1회 이상 가는 사람은 5명 중 1명, 밤에 3회 이상 가는 사람은 7~8명 중 1명꼴이라는 결과가 나왔습니다. 또 2015년 중국, 대만, 한국에서 시행된 조사에서는 배뇨와 관련된 증상을 겪는 사람의 비율이 여성 59.7%, 남성은 62.8%라는 결과도 나왔습니다. [건강보험심사평가원에 따르면 국내 빈뇨·야간뇨·다뇨 환자 수는 2016년 56,000여 명에서 2020년 69,000여 명으로 약 23% 증가했습니다.]

　이처럼 빈뇨·요실금은 많은 사람이 고민하는 문제로, 나이가 들수록 발병률이 높아집니다. 그러나 혼자서 끙끙대는 사람이 실제로 적지 않습니다. 외출을 겁내며 집에만 틀어막혀 버리는 사람도 있습니다.

　빈뇨·요실금으로 힘들어하는 사람은 당신만이 아닙니다. 조금이라도 불편한 증상이 있다면 병원을 방문해 검진을 받아보세요.

092

빈뇨·요실금 치료에서 어떤 경우 수술을 검토하게 되나?

　행동요법과 약물치료를 계속해도 빈뇨·요실금이 개선되지 않거나 오히려 증상이 더욱 심해졌을 때는 수술을 검토합니다. 다음의 세 가지 경우에는 수술이 효과적입니다. 첫 번째는 전립선 비대증(61쪽 참고)으로 요도가 좁아져서 소변이 나오기 어려운 경우입니다. 두 번째는 방광류나 자궁탈출증 등 여성의 방광이나 자궁이 질 입구까지 또는 그 바깥까지 내려와 방광이 자극을 받아 빈뇨가 생기거나 소변이 나오기 힘든 상황이 된 경우입니다. 세 번째는 여성의 요도가 쉽게 움직여 아랫배에 힘이 들어갈 때 소변이 새는 복압성 요실금(30쪽 참고)의 경우입니다. 복압성 요실금 수술은 TVT 수술(156쪽 참고), TOT 수술(158쪽 참고)이 널리 알려져 있습니다. 새로운 요실금 수술로, 입원 없이 수술 당일 귀가가 가능한 TFS 수술(160쪽 참고)도 주목받고 있습니다. 하지만 환자의 몸 상태나 기저 질환 유무에 따라 수술이 어려울 때도 있습니다. 환자에게 부담이 적은 수술도 있으므로 주치의와 충분히 상담한 후 결정하기 바랍니다.

093

복압성 요실금일 때 시행되는 TVT 수술은 어떤 수술인가?

TVT 수술은 'Tension-free Vaginal Tape' 수술의 약자로 '무장력 질 테이프술'이라고도 합니다. 질과 아랫배를 작게 절개하고 폴리프로필렌(polypropylene, PP) 소재인 TVT 수술용 테이프가 요도 아래를 지나게 하는 수술입니다. 이 테이프가 요도를 지탱하며 요도의 움직임을 억제하고 요실금을 방지합니다. '수술'이라 하여 거부감을 느끼는 사람이 있을 수 있으나 개복하지 않고 약 30분이면 끝나는 수술인 데다 대체로 입원 기간이 2박 3일밖에 되지 않습니다. 수술로 80~90%의 환자가 증상이 개선되며 재발률도 약 3%로 매우 낮은 수준입니다. 몸에 부담도 적어 수술 다음 날부터 식사와 걷기가 가능합니다. 단, 수술 후에는 '무거운 물건 들지 않기', '장시간 쪼그려 앉는 자세 피하기' 등 생활습관에 주의를 기울여야 합니다.

부작용으로 수술 후 반대로 소변이 잘 나오지 않는 경우가 있으며 5% 정도에서 테이프를 통과시킬 때 방광에 장기가 닿아 발생하는 방광 손상이 발견되기도 합니다. 간혹 혈관 손상과 장 손상 등 중대한 합병증이 나타나기도 합니다.

TVT 수술

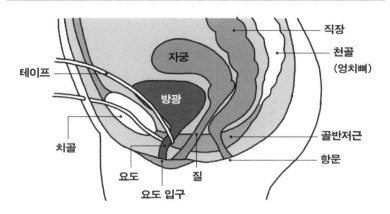

질과 하복부를 작게 절개하여 요도 뒤쪽에 테이프를 통과시킨다.

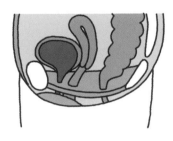

정상
요도가 골반 내에 확실히 고정되어 복압이 상승해도 움직이지 않고 제자리에 있다.

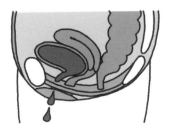

복압성 요실금(배에 압력이 가해졌을 때)
요도가 확실히 고정되어 있지 않아 복압이 상승하면 요도가 움직여 출구가 열린 채 방광이 눌려서 소변이 새어 나온다. TVT 수술은 테이프를 넣어 요도를 제 위치에 고정하므로 배에 힘이 들어가도 요도가 열리지 않아 소변이 새지 않는다.

094

TOT 수술과 TVT 수술의
차이점

 TOT 수술은 'Trans-Obturator vaginal Tape'의 약자로 '경폐쇄공 테이프술'이라고도 하며 요도를 고정하기 위해 골반 내에 폴리프로필렌 소재의 얇은 테이프를 거는 수술입니다. TVT 수술(156쪽 참고)과 목적은 같지만 테이프가 지나는 길이 다릅니다. TVT 수술에서는 테이프가 아랫배부터 요도 아래를 지나 다시 아랫배로 돌아오는데 TOT 수술에서는 골반 내에 있는 폐쇄공이라는 구멍으로 테이프가 지납니다. TOT 수술은 테이프 경로상 중대한 합병증의 원인이 될 만한 장기가 없어서 TVT 수술보다 수술 후 출혈이나 배뇨 문제가 적은 편입니다. 수술은 30분 정도 소요되며 몸에 부담이 적고 수술 바로 다음 날부터 식사와 걷기가 가능합니다. TVT 수술과 TOT 수술의 효과는 비슷한 수준으로 알려져 있으나 TVT 수술로 본래 요도의 위치에 더 가깝게 테이프를 지나게 할 수 있어 'TVT 수술이 더 효과적이다'라는 의견도 있습니다. 어느 방식으로 수술할지는 요실금 정도나 환자의 희망, 나이, 병력, 화상검사, 합병증 등을 고려하여 판단합니다.

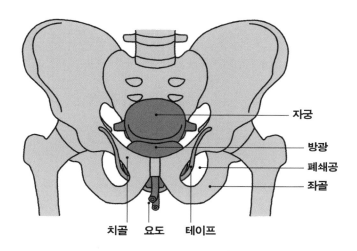

질과 좌우 다리 사이를 작게 절개하여 골반에 있는 폐쇄공이라는 구멍에서 요도 뒤로 테이프를 V자 형태로 통과시킨다. 손으로 더듬어 바늘을 통과시키는 거리가 TVT 수술보다 짧다.

타네라

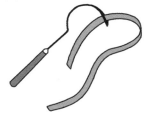

TOT 수술 전용 바늘로
형태는 다양하다.

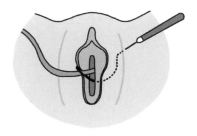

질 벽으로 나온 타네라에
테이프를 건다.

095

TFS라는 새로운 수술법은
TVT, TOT 수술과는 어떻게 다른가?

최근에는 요실금 치료로 입원 없이 수술 당일 귀가가 가능한 TFS(Tissue Fixation System) 수술(중부 요도 테이프 고정식 수술)이 시행되고 있습니다.

TFS 수술에서 요도를 고정하는 테이프는 TVT 수술과 TOT 수술(156쪽·158쪽 참고)에서 사용되는 테이프보다 더 얇습니다. TFS 수술에서 사용되는 테이프에는 고정 장치('앵커'라는 작은 클립)가 붙어 있는데 이 장치를 치골 뒤편의 회음막이라는 단단한 근막에 장착하여 요도를 확실히 지탱해줍니다.

이러한 수술을 통해, 요실금 증세가 심각한 상태라도 증상을 개선할 수 있고 수술 후 통증도 거의 없어 대부분 입원 없이 수술이 가능합니다.

다만, 일본에서는 TFS 수술은 자비 부담으로 진행되며 이 수술법을 시행하는 병원도 제한적이므로 관심이 있는 경우에는 TFS 수술을 시행하는 병원을 미리 알아보고 방문하기 바랍니다.

TFS 수술은 요도뿐만 아니라 골반 내 약해진 인대 등을 보강하는 위치에도 테이프를 지나게 할 수 있어서 요실금 이외의 질환이나 골반장기탈출증(69쪽 참고)인 경우에도 TFS 수술을 시행합니다. 골반장기탈출증 치료 시의 TFS 수술도 입원은 필요 없으나 요실금 수술보다 테이프가 많이 사용되므로 수술 비용은 더 높은 편입니다.

TFS 수술

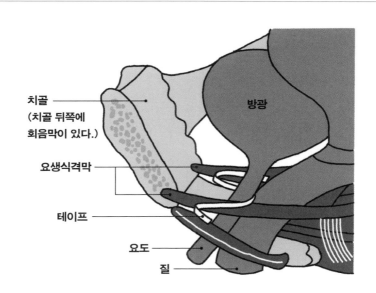

요도에 테이프를 U자 형태로 걸어 고정 기구로 회음막에 장착한다. 이로써 요도가 고정되며 심한 요실금 증상도 개선된다.

096

과민성 방광 치료에 효과적인
보툴리눔균 치료는 어떤 치료법인가?

정식 명칭은 '보툴리눔 독소 주입요법'이며 A형 보툴리눔 독소가 신경에 작용하는 특성을 살려 방광의 과도한 수축을 완화하는 치료법입니다.[보톡스 치료법으로도 알려져 있다. '보톡스'는 보툴리눔 독소를 이용한 약제의 상품명이나 보툴리눔균 치료법을 지칭할 때도 널리 쓰인다.]

보툴리눔균 치료는 방광의 과도한 수축을 억제하여 방광의 용량을 늘려서 소변을 충분히 저장하게 합니다. 약물치료로 증상이 좀처럼 개선되지 않는 과민성 방광(53쪽 참고)에도 효과가 뛰어나 서양 국가에서는 일반적인 치료법으로 널리 알려져 있습니다.

치료는 부분 마취 또는 전신 마취로 진행됩니다. 요도 입구로 방광경과 전용 주삿바늘을 삽입하여 방광 내벽 20곳에 보툴리눔 독소를 주사합니다. 2~3일 후부터 효과가 나타나 평균 8개월~1년간 지속됩니다. 효과는 뛰어나지만 영구적이지 않다는 단점이 있습니다. 대증요법이므로 효과가 사라지면 다시 치료를 받아야 합니다.

난치성 과민성 방광으로 고민하는 사람이라면 고려해보기를 권합니다. 효과와 안정성이 확인된 치료법으로, 건강 보험도 적용됩니다.[우리나라에서는 2015년부터 보톡스 방광 내 주사 치료가 보험 적용 대상에 포함되었다.]

097

전립선 비대증 치료의 '홀렙(HoLEP) 수술'은 어떤 치료법인가?

정확히는 '경요도 홀뮴 레이저 전립선 적출술'이라고 하며 특수한 레이저로 비대해진 전립선을 제거하는 수술입니다. 침습성이 낮아 보통 3~5일 후 퇴원하며 간혹 수술 당일 귀가가 가능한 경우도 있습니다. 수술 후 통증도 적고 상처 염증도 빨리 낫기 때문에 체력이 없는 고령자도 안심하고 수술을 받을 수 있습니다. 전립선이 너무 비대해져 기존 방식으로는 수술을 받지 못하는 사람이라도 치료 가능합니다.

수술은 요도로 내시경을 삽입하여 진행합니다. 레이저 광섬유를 전립선의 내선과 외선 사이에 넣어 홀뮴 레이저라는 특수 레이저광을 쏘아 비대해진 내선을 도려냅니다. 의료용 칼로 잘라내는 것이 아니라 레이저로 외선에서 벗겨내듯 분리하기 때문에 출혈이 적습니다. 떨어져 나온 조직은 방광 안에서 깨뜨려 꺼내고 수술 소요 시간은 약 2시간입니다.

홀뮴 레이저는 물에 쉽게 흡수되어 요도와 방광이 소변으로 채워져 있으면 다른 조직에 상처를 내지 않고도 환부를 절제할 수 있습니다. 안정성이 매우 높고 합병증 위험이 적습니다. 비대해진 부분을 깨끗하게 제거하여 흡입하므로 재발 우려도 거의 없습니다.

간혹 수술 후 갑자기 소변 흐름이 좋아져서 일시적으로 요실금이 발생하기도 합니다. 그런 경우, 배뇨와 수분 섭취에 관한 의사의 조언을 따르거나 재활을 받으면 대부분 1개월 만에 증상이 해소되고 쾌적하게 소변을 볼 수 있습니다.

경요도 홀뮴 레이저 전립선 적출술

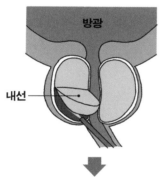

내선과 외선의 경계에 레이저를 쏘아 비대해진 전립선을 도려내듯 절제한다.

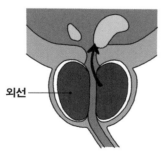

도려낸 전립선은 여러 번에 나눠 방광으로 이동시켜 방광 내에서 쪼갠 후 흡입한다.

098

엉덩이에 전기자극을 주는
천골 신경 자극 요법이 빈뇨·요실금에
효과가 있나?

골반과 회음부의 신경과 관계된 '천골 신경'에 전기자극을 가하여 빈뇨·요실금 증상을 개선하는 치료법입니다. 여러 국가에서 이미 많은 임상시험이 진행되어 이 치료를 받은 사람의 약 40%는 요실금 증상이 사라졌으며 약 80%는 요실금 횟수가 절반 이하로 감소하였다는 보고가 있습니다. 난치성 과민성 방광(53쪽 참고)이라면 시도해볼 가치가 있는 치료법입니다.

우선은 리드선을 둔부의 천골 부근에 삽입하는 수술을 합니다. 1~2주간 시험 기간으로 정해 전류로 자극하고 '효과가 있는지' '불쾌감은 없는지' 확인합니다. 어느 정도 효과가 확인된 경우에만 전기 자극장치를 이식하는 두 번째 수술을 진행합니다. 후에는 전기자극을 껐다 켜고 강약을 조절하면서 경과를 관찰합니다. 한 번 시술하면 배터리가 지속되는 한 몇 년간 자극을 계속할 수 있습니다. 변실금에도 효과가 있으므로 요실금과 변실금이 모두 있는 사람에게는 더욱 추천할 만한 치료법입니다.

8장

운동요법①
골반저근 운동

099

골반저근 운동은
복압성 요실금 예방법이라고 들었는데,
과민성 방광인 사람에게도 효과가 있나?

골반저근은 치골에서 꼬리뼈에 이르는 근육입니다. 항문 괄약근, 치골미골근, 해면체근으로 구성되어 있습니다. 골반 가장 안쪽에 위치해서 뼈를 대신해 장기를 보호하는 중요한 역할을 합니다. 장기를 보호하는 속근육인 셈입니다. 골반저근이 약화하면 장기들의 위치 유지가 어려워집니다. 각종 배뇨 및 배변에 문제가 생기고 성기능 장애도 유발합니다. 또한 골반이 틀어져서 허리통증이 생길 수도 있습니다. 다시 말해 골반저근이 약해져 괄약근이 느슨해지면 요실금, 변실금 등으로 이어질 수 있습니다.

골반저근 운동을 앞서 복압성 요실금(30쪽 참고) 치료법으로 소개했으나 과민성 방광(53쪽 참고)도 골반저근 약화와 관련이 있으므로 이때도 골반저근 운동이 도움이 됩니다. 일본배뇨기능학회의 가이드라인에서도 과민성 방광 개선책으로서 골반저근 운동을 권장합니다.

특히 과민성 방광의 주요 증상 중 하나인 갑작스레 소변이 새는 절박성 요실금(34쪽 참고)이 현저히 개선됩니다. 골반저근이 튼

튼해지면 방광과 요도를 단단히 지탱하게 되어 배뇨 조절이 한결 쉬워집니다. 갑자기 요의가 몰려올 때도 골반저근에 지그시 힘을 주면 요실금을 방지할 수 있습니다.

하지만 정작 골반저근을 움직이려고 해도 처음에는 어디를 움직여야 할지 모르는 사람이 대부분입니다. 골반저근이 약한 상태에서는 의도하지 않았는데 자칫 다른 부분이 움직일 수 있으므로 처음에는 전문가의 지도를 받아 시작해보세요. 골반저근은 나이가 들면서 약해지므로 소변 문제가 없더라도 예방책으로서 추천합니다.

100

골반저근 운동의
기본 방법

골반저근 운동은 등을 대고 눕거나 의자에 앉아서, 책상에 기대서, 엎드린 자세에서, 다양한 자세로 시행합니다. 여기서는 가장 일반적인 방법으로서 바닥에 등을 대고 누운 자세로 시행하는 운동법을 소개합니다. 등을 대고 누운 자세는 몸의 힘을 빼기 쉽기 때문에 골반저근의 움직임을 직접 느끼는 데 도움이 됩니다.

골반저근은 질과 항문을 지속적으로 꾹 조이는 작용을 하는 '지근'과 순간적으로 조이는 작용을 하는 '속근', 특성이 다른 두 근육으로 구성되어 있습니다. 이 두 근육을 자극하여 단련함으로써 빈뇨와 요실금 증상을 개선할 수 있습니다.

'골반저근 운동을 1일 60회 이상 시행하면 효과가 있다'라는 과학적 근거도 있습니다. 한 번에 60회를 하는 것이 아니라 10~20회를 1세트로 하여 4~6회에 나눠서 시행하기를 권합니다. 시간과 장소는 상관없으나 아침에 일어난 직후나 취침 전 이불에 누워서 하는 습관을 들이면 꾸준히 지속하기가 쉽겠지요. 이 밖에도 생활 리듬에 맞춰 '점심 식사 후', '목욕 전' 등과 같이 습관으로 만들기 좋은 상황을 찾아 운동하는 시간으로 정해두면 잊지 않고 지속할 수 있습니다.

기본적인 골반저근 운동법

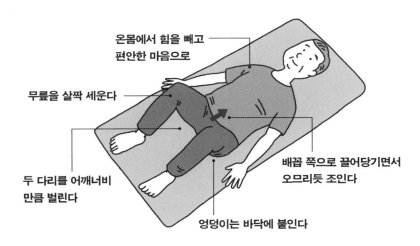

온몸에서 힘을 빼고
편안한 마음으로

무릎을 살짝 세운다

두 다리를 어깨너비
만큼 벌린다

엉덩이는 바닥에 붙인다

배꼽 쪽으로 끌어당기면서
오므리듯 조인다

① 바닥에 등을 대고 누워서 양손을 몸 옆에 놓고 다리를 어깨너비로 벌린 상태에서 무릎을 세운다. 온몸에서 힘을 뺀 상태로 시작한다.
② 남성은 항문과 음경 사이의 근육을, 여성은 항문과 질, 요도를 의식하며 배꼽 쪽으로 쭉 끌어당기듯이 10초간 조인다. 5~10초간 쉬고 다시 10초간 조인다. 이것을 10~20회 반복한다. 이 동작으로 지근이 단련된다.
③ 다음은 속근을 단련하는 동작이다. ②와 같은 요령으로 이번에는 1~2초간 짧게 조이는 동작을 3회 반복한다. 5~10초 쉬고 다시 3회 짧게 조인다. 이 동작을 10~20회 반복한다.

> ○ 속근과 지근을 의식하면서 위의 동작을 10~20회 하는 것을 1세트로 기준하여, 4~6세트 시행할 때 가장 효과가 좋다. ②만 반복하거나 ②와 ③을 교대로 하는 등 방법에 변화를 줄 수 있다.

101

골반저근 운동 효과를
높이는 요령

골반저근 운동 효과를 높이려면 어디를 조이고 있는지 스스로 의식하고 움직이는 것이 중요합니다. 골반저근은 눈에 보이는 부분이 아니므로 어디를 단련하고 있는지 상상하기가 어렵지요. 하지만 일반적인 근력 운동과 마찬가지로 자극하고 있는 부위를 의식하느냐 하지 않느냐에 따라 효과도 다르게 나타납니다.

43쪽의 그림을 참고하여 구체적으로 몸의 어느 부분을 움직이는지 확인해보세요. 그리고 운동할 때 그 부분에 의식을 집중해보세요. 남성과 여성은 조이는 부위가 다릅니다. 움직이는 근육을 정확히 이해하고 실천하기 바랍니다.

골반저근 운동에는 앉아서 하는 방법도 있지만, 누운 자세(170쪽 참고)일 때 온몸에서 힘을 빼기 쉽기 때문에 골반저근 위치와 미묘한 움직임을 효과적으로 감지할 수 있습니다. 처음에는 누운 자세에서 시작해 근육의 움직임을 느껴보세요. 작심삼일로 끝내지 말고 꾸준히 지속하는 것도 중요합니다. 효과가 나타나려면 매일 2~3개월은 지속해야 합니다. 습관으로 만들어 생활 속에서 꾸준히 실천하는 것이 이상적입니다.

운동 효과를 확인하는 방법도 있습니다. 바이오피드백 요법이라고 하여, 혈압 측정기를 활용하거나 심전도 등 센서를 붙이고 골반저근 운동을 하면 질과 항문 내부 근육의 수축과 이완이 그래프로 나타납니다.

환자도 모니터로 근육의 움직임을 알 수 있어 어느 정도 힘이 들어가는지 체감하며 이해할 수 있습니다. 근육의 변화도 기록되므로 의사가 운동 효과를 평가하기도 합니다. 이런 평가가 운동 의욕을 꾸준히 유지하는 데 도움이 될 수 있습니다.

골반저근 운동 시 조일 때 의식하는 부위

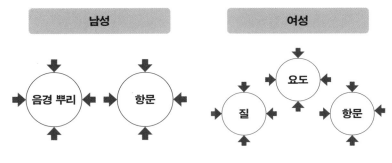

남성은 소변을 멈추듯이 조인다.

여성은 질을 꽉 조인다.

포인트
어디를 조이는지 의식하고 단련해야 효과가 좋다.

○ 속근 – 짧게 확 조인다.
○ 지근 – 오래 쭉 조인다.

102

힘을 주는 부분을 쉽게 알 수 있는
골반저근 운동은?

골반저근을 단련하는 데 있어서 잘 알려지지 않은 것이 요도·
질과 항문을 쭉 조이는 골반저근 운동입니다. 골반저근은 골반 안
쪽에 있으므로 그 위치와 움직임을 의식하기가 쉽지는 않습니다.
"쭉 조여보세요"라는 설명을 듣고 근육을 의식하면서 움직이려고
는 하는데 정작 '정말 그 근육이 움직이고 있는 건지' 감이 오지
않는 사람이나 기대만큼 효과를 얻지 못하는 사람도 있을 수 있
겠지요.

그럴 때 수건을 활용한 골반저근 운동법을 추천합니다. 둘둘
말은 수건을 의자 위 살짝 뒤편에 놓고 두 다리 사이에 끼우듯 앉
아서 골반저근을 움직이는 방법입니다. 팔다리 근력 운동을 할 때
처럼 힘이 들어가는 부위를 의식하면 근육을 효과적으로 단련할
수 있습니다. 간혹 골반저근 운동을 했는데도 효과를 보지 못했다
는 사람이 있습니다. 이는 골반저근이 안쪽 깊숙하게 자리 잡고
있어서 좀처럼 의식하기가 어려운 탓에 해당 부분을 제대로 자극
하지 못했기 때문입니다. 골반저근을 의식하며 움직여 본 적이 없

으면 근육에 어떻게 힘을 줘야 하는지 감을 잡기가 어려울 수 있습니다.

이때 수건을 활용하면 좋습니다. 둘둘 만 수건을 다리 사이에 대고 움직이면 '이 부분에 힘을 주고 조이면 되는구나'라고 머릿속에 입력하면서 골반저근을 의식적으로 단련할 수가 있습니다. 이 방법을 활용하면 골반저근을 제대로 자극하며 효과를 높일 수 있고 움직이는 부분을 정확히 인지할 수 있게 되면서 운동 의욕도 커집니다. 물론 꾸준히 지속하는 데도 도움이 됩니다. 자세한 방법은 176쪽을 참고하기 바랍니다.

골반저근을 강화하는 구조

근육의 위치와 움직임을 스스로 인지하게 되어 골반저근을 정확히 의식하며 운동한다

수건에 의한 자극으로 골반저근의 위치와 움직임을 스스로 느낄 수 있다. 골반저근을 정확히 의식하면서 운동할 수 있다.

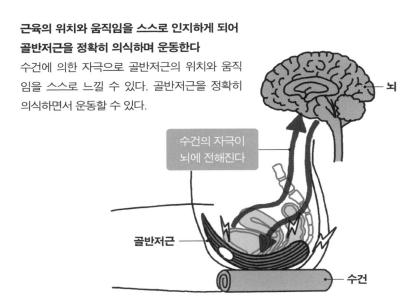

뇌

수건의 자극이 뇌에 전해진다

골반저근

수건

103

수건을 활용한
골반저근 운동

앞에서 언급했던 수건을 활용한 골반저근 운동법을 자세히 소개합니다. 수건을 활용하면 평소에는 느끼기 힘든 골반저근의 움직임을 의식하면서 근육을 단련할 수 있습니다.

준비물

얇은 세안 수건과 의자

방법

수건을 오른쪽 그림처럼 말아서 회음부 앞뒤에 대듯이 의자 뒤쪽에 놓고 앉아 상반신을 앞뒤로 움직이며 수건에 골반저근이 닿는 감각을 확인합니다.

골반저근의 앞부분을 단련하고 싶을 때는 양 무릎을 모은 자세로, 골반저근 뒷부분을 단련하고 싶을 때는 무릎을 벌린 자세로 운동합니다.

질을 조일 때는 숨을 조금씩 천천히 내뱉으면서 수건을 골반

저근으로 집어 든다는 느낌으로 조여줍니다. 숨을 다 내쉬면 숨을
천천히 들이마시면서 수건을 내려놓습니다.

주의점

천천히 호흡하면서 등을 쭉 편 상태로 시행합니다.

수건 마는 법

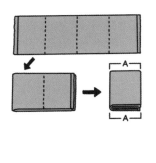

① 얇은 수건을 4등분하여 접는다.

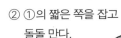

② ①의 짧은 쪽을 잡고
   돌돌 만다.

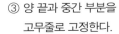

③ 양 끝과 중간 부분을
   고무줄로 고정한다.

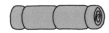

돌돌 만 수건을 회음부 앞뒤로 대듯이 의자에 앉아 수건에 골반저근이 닿는 느낌을 확인한다.

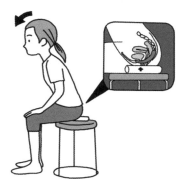

골반저근 앞부분
상반신을 앞으로 기울였을 때 수건이
닿는 부분

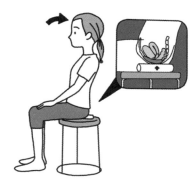

골반저근 뒷부분
상반신을 뒤로 기울였을 때 수건이
닿는 부분

무릎을 모으고 자극하기

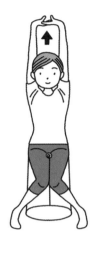

① 둘둘 만 수건 위에 앉아 양 무릎을 모으고 발끝은 바깥쪽으로 벌린다.
② 손바닥을 위로 향하고 5초간 숨을 천천히 내쉬면서 팔을 위로 쭉 뻗는다.
③ 숨을 다 내쉬면 힘을 빼고 천천히 숨을 들이마신다.

○ **여성**: 팔을 쭉 뻗고 골반저근의 앞부분을 의식하면서 질을 끌어올리듯이 힘을 준다.
○ **남성**: 팔을 쭉 뻗고 골반저근의 앞부분을 의식하면서 고환을 끌어올리듯이 힘을 준다.

무릎을 벌리고 자극하기

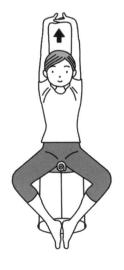

① 둘둘 만 수건 위에 앉아서 양 무릎을 벌리고 양 발바닥을 맞댄다.
② 손바닥을 위로 향하고 5초간 숨을 천천히 내쉬면서 힘을 풀고 팔을 위로 쭉 뻗는다.
③ 숨을 다 내쉬면 힘을 풀고 천천히 숨을 들이마신다.

○ **남녀 모두**: 팔을 쭉 뻗고 골반저근 뒷부분을 의식하면서 항문을 꽉 조이듯이 힘을 준다.

104

골반저근 운동은 얼마나 지속해야
효과가 나타나나?

골반저근 운동은 가능하면 매일 적어도 15분간 시행하는 것이 좋습니다. 꾸준히 지속하면 서서히 근육이 단련되는데 골반저근이 어느 정도 강화되기까지는 약 2~3개월이 걸립니다. 이때 생활습관 개선을 동시에 시행하면 효과가 더 빨리 나타납니다.

고혈압이나 당뇨병과 같은 생활습관병은 소변 문제를 발생시키는 원인이 됩니다. 고혈압이 있는 사람은 약의 영향으로 밤중에 소변량이 많아져 수면을 방해하는 야간 빈뇨가 생기기 쉽습니다. 당뇨병에는 삼투성이뇨라고 하여 물을 많이 마시게 되고 소변을 많이 보는 증상이 나타납니다. 어느 쪽이든 적당한 운동과 식사 조절로 개선되는 질환이므로 생활습관을 바꾸어 소변 문제를 개선할 수 있습니다. 단순 야간 빈뇨라면 취침 전 알코올이나 수분 섭취를 삼가는 것만으로 증상이 해소되기도 합니다.

빠른 효과를 얻고 싶을 때는 약물치료를 추천합니다. 베타3 작용제(122쪽 참고)처럼 부작용이 적고 효과가 즉각 나타나는 치료제도 있으니 증상 때문에 괴롭다면 억지로 참을 필요는 없습니다.

9장

운동요법②
과민성 방광
자가 관리법

105

과민성 방광 자가 관리와 배뇨일지

1일 배뇨 시간과 배뇨량을 기록한 것을 배뇨일지라고 합니다. 배뇨일지를 통해 '1일 소변량', '1일 배뇨 횟수', '1회 소변량' 등을 명확하게 파악함으로써 증상의 원인을 찾아낼 수 있습니다.

예를 들어, 1회 배뇨량이 적고 배뇨 횟수가 많다면 방광 용량이 줄어든 상태일 가능성이 있습니다. 배뇨가 많은 시간대도 알 수 있으므로 주간 빈뇨인지 야간 빈뇨인지도 한눈에 나타납니다. 특히 과민성 방광일 때는 야간 빈뇨가 더 많이 나타나는 편이므로 의사가 진단하는 데도 참고가 됩니다.

1일 배뇨량이 현저히 많은 경우라면 수분 섭취량에 주목합니다. 최근 건강을 위해 의식적으로 수분을 섭취하는 고령자가 증가하는 추세인데, 이 때문에 야간 빈뇨가 생기기도 합니다. 야간에 소변량이 많은 사람은 자기 전 수분이나 알코올, 카페인 섭취를 삼가는 등 현재의 야간 소변량을 참고하여 수분 섭취량을 조절하는 편이 좋습니다. 1일 배뇨량이 2,000ml 이상인 사람은 낮 동안 수분 섭취량도 검토해봐야 합니다. 1일 적정 수분 섭취량은 몸무게 1kg에 20~30ml 미만(몸무게 60kg이면 1,800ml 미만)입니다. 이를 기준으로 적정량을 섭취하는 데 유의하여 1일 배뇨량이 1,200~ 1,500ml 범위를 벗어나지 않도록 합니다.

배뇨일지를 작성하면 자신의 배뇨량을 확인하면서 자연히 수분 섭취량을 조절하게 됩니다. 객관적으로 배뇨 상태를 파악함으로써 스스로 관리할 수 있게 되는 것이지요.

배뇨일지 예시

배뇨일지

8 월 11 일
(금 요일)

기상 시각: (오전) 오후 7시 00분
취침 시각: 오전 (오후) 11시 00분

메모 당일 몸 상태나 새로 발견한 사항이 있으면 적어주세요.

밤중에 화장실에 도착하기 전 소변이 샜다.

○아침 첫 번째 소변량은 전날 소변량에 포함됩니다.

시간	배뇨 (○표시)	소변량 (ml)	요실금 (○표시)	수분 섭취량 (ml)
7 시 05 분	○	210ml	○	
7 시 30 분				물 100ml, 커피 200ml
8 시 40 분	○	120ml		
9 시 30 분				물 150ml
10 시 05 분	○	130ml		
12 시 30 분	○	80ml	○	
13 시 00 분				차 300ml
14 시 15 분	○	120ml		
15 시 30 분	○	80ml		
17 시 45 분	○	135ml		

시간	배뇨 (○표시)	소변량 (ml)	요실금 (○표시)	수분 섭취량 (ml)
19 시 00 분				차 180ml
20 시 15 분	○	80ml		
21 시 00 분	○	120ml		
21 시 40 분				물 120ml
22 시 00 분	○	100ml		
23 시 00 분	○	80ml		녹차
03 시 05 분	○	140ml	○	
시 분				
시 분				
시 분				
시 분				
시 분				
시 분				
시 분				

시간	배뇨	소변량	요실금	수분 섭취량
계	12 회	1,395ml	3 회	ml

다음날 8 월 12일 기상 시각: (오전) 오후 7 시 15 분
배뇨량 250 ml

106

배뇨일지 작성법

배뇨일지는 의사의 진단에도 도움이 되지만 자신의 배뇨 유형이나 배뇨량을 파악하게 되어 생활습관 개선과 셀프 케어에도 효과적입니다. 작성법은 전혀 어렵지 않습니다. 부담 없이 편하게 시작해보세요.

준비물은 계량컵과 배뇨일지 용지입니다. 계량컵은 500ml 정도 용량이면 적절합니다. 소변을 담는 용도로 사용하므로 낡고 오래된 계량컵이어도 전혀 상관없습니다. 페트병 입구를 잘라 50ml마다 눈금을 그려 넣어 사용해도 되겠지요. (배뇨일지 양식은 186쪽에 있습니다.)

우선 아침에 일어나 첫 번째로 보는 소변부터 시작합니다. 그후에도 낮부터 밤까지 배뇨할 때마다 다음 사항을 써넣습니다.

① 배뇨 시간
배뇨한 시간이 몇 시 몇 분인지 적습니다. 5분 단위로 적습니다.

② 배뇨량

화장실에 계량컵을 두고 컵에 소변을 보고 양을 잽니다. 10ml 단위로 적습니다.

③ 요실금 여부

소변이 새어 나왔을 때는 따로 적어둡니다.

④ 기상 시간·취침 시간

주간 배뇨와 야간 배뇨를 구별하기 위해 기상 시간과 취침 시간도 적어둡니다.

위의 사항을 24시간 작성했다면 이튿날에는 다음 페이지에 적습니다. 이 밖에도 요의의 강도(절박감이 있었는지), 당일 몸 상태(감기 기운이 있었는지)에 대해서도 따로 적어두면 도움이 됩니다.

여력이 된다면, 섭취한 수분량도 함께 기재해주세요. 차, 커피, 주스, 우유와 같은 음료나 국물류 등 각 몇 ml 섭취했는지 적어둡니다. 참고로 종이컵 하나는 약 180ml, 커피잔은 약 120ml, 국그릇은 약 150ml이므로 기준 삼아 분량을 기재합니다.

작성 기간은 3일~1주일이 이상적이지만, 바쁜 평일에 작성하기가 부담스럽다면 우선 주말 이틀만이라도 작성해보세요. 적어도 이틀은 작성해야 배뇨 상태와 방광 크기(용량)를 파악할 수 있습니다.

배뇨일지

월 일	기상 시각 : 오전·오후 시 분
(요일)	취침 시각 : 오전·오후 시 분

메모 당일 몸 상태나 새로 발견한 사항이 있으면 적어주세요.

○ 아침 첫 번째 소변량은 전날 소변량에 포함됩니다.

시간	배뇨 (○표시)	소변량 (ml)	요실금 (○표시)	수분 섭취량 (ml)
시 분				
시 분				
시 분				
시 분				
시 분				
시 분				
시 분				
시 분				
시 분				
시 분				

시간	배뇨 (○표시)	소변량 (ml)	요실금 (○표시)	수분 섭취량 (ml)
시 분				
시 분				
시 분				
시 분				
시 분				
시 분				
시 분				
시 분				
시 분				
시 분				
시 분				
시 분				
시 분				
시 분				
시간	배뇨	소변량	요실금	수분 섭취량
계	회	ml	회	ml

다음날   월   일 기상 시각: 오전·오후   시   분

배뇨량   ml

107

과민성 방광일 때 배뇨를 참는 '방광훈련'이 꼭 필요한 이유

방광훈련은 요의를 느꼈을 때 화장실에 바로 가지 않고 가능한 한 참으면서 방광에 저장하는 소변량을 조금씩 늘리는 훈련입니다. 건강한 방광은 유연하게 늘어나고 수축하는데, 소변을 모을 때는 방광이 커집니다. 그런데 과민성 방광(53쪽 참고)인 사람은 방광의 유연성이 떨어진 상태이므로 소변을 충분히 저장하기가 어렵습니다. 그래서 소변이 조금만 모여도 요의를 느낍니다. 방광훈련을 통해 방광이 서서히 유연성을 되찾으면 소변을 저장하는 용량이 늘어나게 됩니다.

방법은 매우 간단합니다. 요의가 오면 우선 마음을 가라앉히고 의자에 앉아 몇 분 정도 화장실에 가지 않고 참습니다. 이때의 요령은 가능한 한 요의에 집중하지 않도록 다른 생각을 하거나 음악을 들으면서 정신을 분산시키는 것입니다. 처음 시작할 때는 1~2분만 참아보고 익숙해지면 5~10분, 15분으로 시간을 늘려갑니다. 익숙해지기 전에는 소변이 새어 나올 수도 있으므로 집에서 시행하는 편이 좋고 요실금 팬티를 착용해도 됩니다. 참을 수 없을 때는 바로 화장실에 갑니다. 너무 부담을 느끼지 않고 무리하지 않아야 훈련을 꾸준히 지속해나갈 수 있습니다. 목표를 정해두고 매일 꾸준히 실천하다 보면 빈뇨와 요절박 증상이 완화되면서 온종일 화장실 걱정을 하는 생활에서 벗어나게 됩니다.

이 방광훈련은 '골반저근 운동'(제8장 참고)과 병행할 때 효과가 더욱 뛰어납니다. 이를 '혼합적 방광훈련'이라 하며 과민성 방광 증상을 더욱 효과적으로 개선합니다.

방광훈련의 흐름

준비: 배뇨일지를 작성하기 (182쪽·184쪽 참고)
배뇨일지를 작성하여 자신의 배뇨 횟수·배뇨 감각을 파악한다.

① 요의를 참는다
요의를 느끼면 의자에 앉아 우선 1~2분 참는다. 요의가 너무 강하게 올 때는 소변을 보러 가는 길에 소변이 샐 수 있으므로 요의가 조금 잦아들 때 화장실에 간다.

② 참는 시간을 늘린다
익숙해지면 서서히 시간을 늘려간다. 바로 효과를 실감하기 어려워도 조급해하지 않고 꾸준히 계속한다.

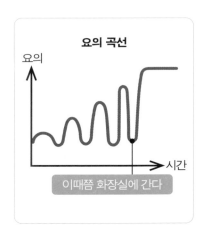

요의 곡선

요의

시간

이때쯤 화장실에 간다

108

소변을 참는 방법

소변을 참을 때는 소변을 방광에 가둬둔다는 느낌으로 요도에 힘을 꾹 주세요. 가능하면 요의를 신경 쓰지 않도록 정신을 분산시키는 것도 중요합니다. 텔레비전을 보거나 음악을 들으며 다른 일에 집중해 보세요. 참다 보면 방광의 긴장이 풀리면서 '요의 파도'가 물러갑니다.

훈련을 시작할 때는 참는 시간을 1~2분으로 짧게 잡습니다. 하루 한 번이라도 좋으니 매일 꾸준히 하면서 익숙해지면 5분, 10분, 15분으로 서서히 시간을 늘리며 단계를 높여갑니다. 이렇게 배뇨 간격을 조금씩 늘려가면 방광 용량이 늘어나 자연스레 소변을 참을 수 있게 됩니다.

훈련의 목표는 사람마다 다를 수 있으나 배뇨 간격이 세 시간 정도가 될 때까지 참을 수 있으면 좋겠지요. 배뇨 횟수가 1일 8회 정도일 때 대체로 일상생활에 지장이 없다고 여깁니다. 이를 참고하여 화장실 걱정 없이 안심하고 생활하기를 목표로 삼아보세요.

109

과민성 방광 개선에 효과적인 '대나무 밟기'

발바닥 한가운데 있는 장심은 방광과 깊은 관련이 있습니다.

침구(침과 뜸) 치료에서도 장심을 자극하여 방광과 요도 기능을 정돈하는 방식이 있습니다. '신경 조절 치료'라는 물리치료에도 둔부나 장딴지를 반복하여 자극함으로써 장기의 기능을 바로잡는 방법이 있습니다. 이 점에 주목한 연구팀이 있습니다. 건강법으로서 널리 알려진 '대나무 밟기'를 활용하여 신경 조절 치료와 같은 자극을 발바닥(한가운데)에 가하면 소변 문제를 개선하는 데 도움이 되지 않을까 하는 가설을 세웠습니다.

그래서 연구팀은 실험 참가자에게 아침저녁으로 1일 2회, 1회에 2분간 대나무 밟기를 28일 동안 지속하도록 하고 변화를 관찰했습니다. 실험에는 일반 치료로 증상이 개선되지 않았던 과민성 방광(53쪽 참고) 환자 22명(27~90세)이 참가하였습니다. 참가자의 나이와 체력에 차이가 있으므로 대나무를 밟는 속도나 강도는 특별히 조건을 설정하지 않고 '맨발 상태에서 발바닥 중앙으로 대나무 밟기'라는 지침을 주었습니다. 그 결과는 다음과 같습니다.

① 1회 최대 배뇨량이 약 300ml에서 350ml로 증가하였다.

② 1일 평균 배뇨 횟수는 11회에서 9.5회로 감소하였다.

③ 주간 평균 배뇨 횟수는 9회에서 8회로 감소하였다.

④ 야간 평균 배뇨 횟수는 2회에서 1.5회로 감소하였다.

1일 평균 소변량에는 변화가 나타나지 않았습니다. 이 결과는 방광의 소변 저장 능력 개선과 배뇨 횟수 감소를 의미합니다. 이에 더해 참가자의 과민성 방광 증상 점수 설문지 점수는 5.5에서 4로 낮아졌으며 삶의 질 점수도 4.2에서 2.5로 내려갔습니다.(57쪽 참고) 이로써 대나무 밟기가 과민성 방광 개선에 일정 수준 효과가 있다는 것을 알 수 있습니다. 단, 대나무 밟기는 어디까지나 자가 관리법의 일환이므로, 과민성 방광 치료는 반드시 의사와 상담하기 바랍니다.

대나무 밟기로 과민성 방광 개선하기

1일 2회(아침저녁으로) 대나무를 밟는다

발바닥 한가운데로 제자리걸음을 한다. 무리가 되지 않을 정도의 속도와 강도로 시행한다. 대나무 발판이 없을 때는 발바닥 가운데 부분을 자극하는 다른 운동기구를 사용해도 된다.

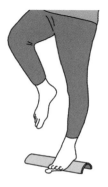

> **포인트**
> ○ 고령자 등 중심을 잡기 어려운 사람은 난간 같은 손잡이를 잡고 하기 바랍니다.

10장

요실금을 방지하는
긴급 상황 대처법과
자가 관리법

110

기침할 때 갑자기 일어나는 요실금을 방지하는 방법

골반저근은 역할과 특징이 다른 속근과 지근이라는 근육으로 구성되어 있습니다.(170쪽 참고) 순간적인 움직임을 담당하는, 이른 바 순발력을 발휘하는 근육이 속근입니다. 지속적인 움직임을 담당하는, 즉 지구력 있는 근육이 지근입니다.

육상 선수에 비유하자면 속근은 단거리 경기의 스프린터에, 지근은 마라톤과 같은 장거리 선수에 가깝다고 할 수 있습니다.

두 근육이 요의에 어떻게 반응하는지를 살펴보면 두 근육의 역할 분담이 쉽게 이해됩니다.

갑작스러운 요의가 올 때 바로 요도를 조이는 것이 속근입니다. 장시간 화장실을 참을 때처럼 요도를 계속 조이고 있는 것은 지근의 역할입니다.

재채기할 때나 크게 웃을 때 발생하는 요실금은 복압성 요실금 (30쪽 참고)의 전형적 증상인데 이는 속근을 단련함으로써 예방할 수 있습니다.

기침 또는 재채기가 나오려 하거나 무거운 물건을 들 때처럼 배에 '힘이 들어갈 것 같은' 순간 의식적으로 질을 꽉 조여주세요. 그러면 속근이 곧바로 작용하여 요실금을 막아줍니다.

평소에 속근을 단련해두면 운동할 때, 계단을 오르내릴 때, 아이를 안아 들 때 등 일상생활에서 복압이 상승하는 상황에서도 한결 안심할 수 있겠지요.

속근을 단련하는 방법은 매우 간단합니다. 바닥에 등을 대고 누운 자세로 골반저근을 의식하면서 질을 1~2초간 꽉 조였다가 힘을 뺍니다. 5~10초 쉬고 난 후 같은 동작을 하는데, 이를 10~20회 반복합니다.(171쪽 참고) '빨리 조이기→힘 빼기'를 규칙적으로 반복합니다.

일상생활에서 복압이 상승하는 상황

'배에 힘이 들어갈 것 같다'라는 생각이 드는 순간 질을 꽉 조여 속근을 움직이면 요실금이 예방된다.

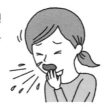
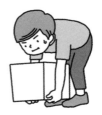

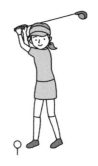
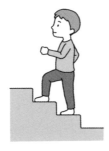

일상생활에는 복압이 상승하는 동작이 꽤 많다. 평소에 속근을 단련해놓으면 복압이 올라가는 순간에도 안심할 수 있다.

111

순간적으로 요의가 몰려올 때
활용할 수 있는 긴급 대처법

외출 전 분명 화장실에 다녀왔는데 갑자기 요의가 몰려와서 초조해진 경험이 있나요? 역이나 식당에서라면 화장실로 달려갈 수 있겠지만 운전하는 중에, 심지어 꽉 막힌 도로에서 요의가 몰려올 때는 '이러다 소변이 새지 않을까' 불안과 초조가 더해져 그야말로 절체절명의 위기가 따로 없습니다.

이런 경우에 추천할 만한 긴급 대처법이 있습니다. '항문과 질을 꽉 조였다가 풀기'를 반복하는 것입니다. 5초간 조였다가 5초간 힘을 푸는 동작을 반복합니다. 되도록 화장실 이외의 것을 생각하면서 음악을 듣는 등 의식을 다른 데로 돌려보세요. 그러면 이때, 전문적인 표현으로는 '회음 배뇨근 억제 반사'가 일어나 방광의 이상 수축을 억제하여 강한 요의를 가라앉게 하는 효과가 나타납니다. 남성은 요도와 항문을 꽉 조이는 느낌으로 시행합니다.

단, 이 방법은 어디까지나 응급처치에 가깝습니다. 갑작스러운 요의가 몰려오는 증상을 근본적으로 해소하기 위해서는 평소에 골반저근 운동(제8장 참고)을 꾸준히 실천하는 것이 효과적입니다.

직장에서 요의가 있어도 화장실에 가지 않고 참아야 하는 상황이 많으면 스트레스로 자율신경이 흐트러져 갑자기 절박한 요의(요절박)와 같은 이상 증세가 나타날 수 있습니다. 이런 현상은 남성보다 여성에게 많이 나타납니다. 직장에 양해를 구하여 화장실을 참아야 하는 상황을 되도록 피하는 편이 좋습니다. 충분한 수면, 규칙적인 식사, 적절한 운동 등 스트레스가 쌓이지 않는 생활 습관에 주의를 기울여보세요.

두 가지 동작으로 효과 있다! 갑작스러운 요의 대처법

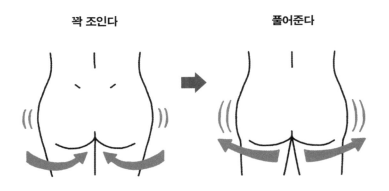

꽉 조인다   풀어준다

갑자기 요의가 몰려올 때 여성은 항문과 질을, 남성은 요도와 항문을 5초간 꽉 조였다가 5초간 힘을 풀어준다. 이 동작을 반복하면서 음악이나 차 소리에 집중하는 등 의식을 다른 데로 돌린다.

112

배뇨 후 바로 속옷에 소변이 새는 것을 방지하는 방법

중년층 이상의 남성 상당수가 경험하는 배뇨 후 요점적(39쪽 참고)은 소변을 다 봤다고 생각했는데 직후에 소량의 소변이 새어 나오는 현상입니다. 속옷이 더러워질 뿐만 아니라 기분도 찝찝해지겠지요.

소변을 본 후 소량의 요실금을 방지하기 위해 직접 '밀킹'이라는 방법을 활용할 수 있습니다. 이는 배뇨 후 요도 내 남아 있는 소변을 손가락으로 짜내는 방식입니다. 요실금의 원인을 근본적으로 개선하지는 않으나 예방책으로서는 효과가 있습니다.

배뇨 후 소변이 남아 있는 곳은 음낭 뒤쪽에 있는 구부요도라는 부위입니다. 이곳에 검지와 중지를 대고 음경 위에 엄지손가락을 놓습니다. 그대로 요도를 따라 손가락을 비비듯이 움직여 요도 내 남아 있는 소변을 짜냅니다. 나온 소변은 옷에 묻지 않도록 휴지로 받아냅니다.

배뇨 후 이 동작을 습관처럼 하면 소변을 다 본 후 발생하는 소량의 요실금을 예방할 수 있습니다. 공중 화장실에서도 개인 칸을 이용하면 주변의 눈을 신경 쓸 필요가 없겠지요.

외출 시에는 약간 넉넉하면서 지퍼를 넓게 열 수 있는 바지를 입어야 밀킹 동작을 더 편하게 할 수 있습니다.

몸에 꽉 끼는 바지를 입으면 소변을 제대로 보기 어려워 소변이 요도에 남기 쉽습니다. 몸에 너무 꽉 끼는 하의는 가능한 한 피하는 편이 좋습니다.

이러한 배뇨 후 요점적을 근본적으로 개선하는 데는 골반저근 운동(제8장 참고)이 효과적입니다.

밀킹 방법으로 배뇨 후 요점적 방지하기

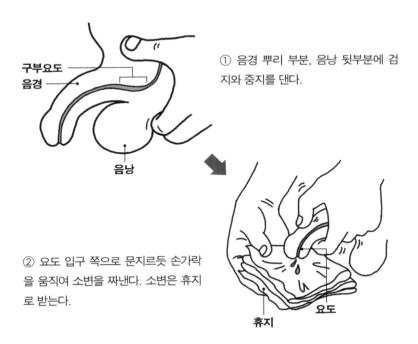

① 음경 뿌리 부분, 음낭 뒷부분에 검지와 중지를 댄다.

구부요도
음경
음낭

② 요도 입구 쪽으로 문지르듯 손가락을 움직여 소변을 짜낸다. 소변은 휴지로 받는다.

휴지
요도

113

남성이 앉아서 배뇨하면
소량의 요실금이 생기기 쉽다?

남성은 소변을 볼 때 서서 또는 양변기에 앉아서 배뇨합니다.

공중 화장실에서는 서서 소변을 보는 일이 많으나 집에서는 소변이 튀어 더러워지는 것을 꺼려서 앉은 자세로 배뇨하는 남성이 증가하고 있습니다.

이처럼 앉아서 소변을 볼 때 소변을 다 봤다고 생각하며 일어섰더니 소변이 약간 새는 경우가 있습니다. 이는 일어서는 동작으로 인해 골반저근 내 근육의 상관관계가 달라졌기 때문입니다.

배뇨 시 선 자세와 앉은 자세는 대퇴부(넙다리)와 상반신의 각도에서 차이가 납니다. 서서 소변을 보는 자세는 몸과 대퇴부가 거의 일직선이 되어 여성보다 요도가 긴 남성의 신체 구조상 자연스럽게 배뇨를 촉진하는 자세라 할 수 있습니다.

한편, 앉은 자세는 상반신과 대퇴부가 거의 직각을 이루는 상태입니다. 그 상태에서 대퇴부를 세워 일어서면 자세의 변화로 방광 아랫부분 근육에 들어가는 힘이 달라집니다. 이러한 자극 때문에 요도에 남아 있던 소량의 소변이 새어 나오는 것입니다.

앉은 자세에서는 요도가 굽은 상태가 되어 소변이 잘 안 나거나 배에 힘이 들어가지 않아 소변이 다 나오지 않고 잔뇨가 생길 수 있습니다.

잔뇨로 인해 염증이 발생하면 배뇨 장애나 전립선 비대증과 같은 질병을 유발할 수 있습니다. 잔뇨감이 있다면 직접 손으로 밀어내는 동작(199쪽 참고)을 활용해도 좋습니다.

단, 고령자는 앉아서 소변을 볼 때 넘어질 위험이 적으니 참고하기 바랍니다.

배뇨 자세에 따른 요실금 발생 위험

서서 배뇨하기

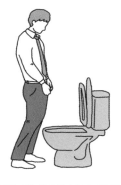

상반신과 대퇴부가 거의 일직선이다. 배뇨 후 동작의 변화가 크지 않아서 골반저근이 자극을 받지 않는다. 남성은 요도가 길어 선 자세일 때 배뇨가 자연스럽게 이루어진다.

앉아서 배뇨하기

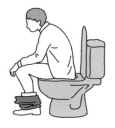

상반신과 대퇴부가 거의 직각을 이룬다. 이 자세에서 일어서면 골반저근 내 근력에 변화가 생기며 그 자극으로 소량의 소변이 새어 나올 수 있다. 앉은 자세로 소변을 보면 잔뇨가 생기기 쉽다.

114

갑작스러운 요실금 때문에
흡수 패드를 사용하면 마음이 놓이지만
오히려 증상이 더 심해지지 않을까?

요실금용 패드를 사용한다고 해서 요실금이 더 심해지지는 않습니다. 반대로 증상이 개선되지도 않습니다. '한번 사용하기 시작하면 계속 쓰게 되지 않을까'라고 불안해하는 사람도 있으나 이는 사실과 다릅니다.

가장 이상적인 방법은 골반저근 운동(제8장 참고) 등으로 요실금을 근본적으로 개선하면서 외출 시 '만일의 사태에 대한 보험' 개념으로 패드를 사용하는 것입니다. 무엇보다 삶의 질이 떨어지지 않는 것이 중요하므로 요실금이 신경 쓰여서 대인관계를 기피하거나 외출하기가 꺼려지는 상황이라면 적절한 패드 활용이 긍정적인 수단이 될 수 있습니다.

요실금용 패드는 남성용, 여성용뿐만 아니라 뛰어난 기능성 제품이 다양하게 시중에 나와 있습니다. 소변을 흡수할 수 있는 용량도 선택 가능하므로 자택용부터 외출용, 여행용까지 시간·장소·상황에 맞춰 자신에게 맞는 제품을 골라 사용해보세요. 적절한 용량의 제품을 선택하면 소변이 샐 걱정은 우선 사라질 것입니다.

115

빈뇨·요실금을 방지하려면
하루에 수분을 어느 정도 섭취해야 하나?

1일 적정 수분 섭취량은 식사에 포함된 수분을 제외하고 1,000 ~1,500ml 정도입니다. 물론 계절과 날씨에 따라 수분을 더 넉넉히 섭취해야 할 때도 있습니다. 생활습관이나 1일 운동량에 따라서도 적정 수분 섭취량은 달라집니다. 보통 '몸무게(kg)×20~25(ml)'를 기준으로 삼을 수 있습니다. 몸무게가 50kg인 사람은 1,000~1,250ml가 1일 적정량이 되겠지요.(식사에 포함된 수분 제외)

빈뇨·요실금이 걱정되어 수분 섭취량을 극단적으로 줄여도 문제가 됩니다. 소변 농도가 진해지면 방광이 자극을 받아 오히려 빈뇨가 발생하기도 합니다. 너무 적지도 많지도 않게 적절한 수분량을 유지해야 소변 문제가 발생할 확률도 줄어듭니다.

건강에 관한 관심이 높아진 요즘, 다양한 건강 정보가 넘쳐납니다. '수분을 많이 섭취하면 혈액이 맑아진다'라는 정보도 자주 접하게 됩니다. 건강해지려고 수분을 섭취했는데 수분 과잉 섭취로 야간 빈뇨가 발생하기도 합니다. 무엇보다 자신의 생활습관을 고려하여 적정 수분량을 섭취하는 것이 중요합니다.

116

빈뇨·요실금이 있는 사람이 특히 피해야 할 술 종류

　똑같은 양을 마셔도 어떤 음료를 마시냐에 따라 배뇨 횟수가 크게 달라집니다. 특히 알코올에는 방광을 직접 자극하는 작용과 이뇨 작용이 있어서 술을 마시면 더 쉽게 요의를 느끼게 됩니다. 그러므로 빈뇨·요실금이 있는 사람은 되도록 알코올 섭취를 피하는 편이 좋습니다.

　술을 마셔야 하는 상황이라면 이뇨 작용이 적은 술 종류를 고려하여 보세요. 이뇨 작용은 칼륨 함유량에 따라 달라집니다.

　칼륨을 다량 함유한 술은 포도주, 맥주, 사오싱주[중국 전통 발효주로 소흥주라고도 함.]입니다. 특히 적포도주에는 아미노산(단백질 구성 성분)의 일종인 티라민이 함유되어 있는데 이 티라민이 방광을 직접 자극하여 빈뇨를 유발하기 쉽다고 알려져 있습니다. 또 감귤계 음료와 탄산음료도 방광을 직접 자극하므로, 빈뇨가 있다면 맥주처럼 탄산이 들어 있는 술은 피하는 편이 좋습니다.

　반면에 칼륨 함유량이 적은 술로는 청주와 소주, 위스키, 브랜디가 있습니다. 참고로 청주에 함유된 칼륨 양은 적포도주와 흑맥

주의 22분의 1 수준입니다. 진, 럼, 보드카에는 칼륨이 전혀 들어 있지 않습니다. 빈뇨·요실금이 걱정될 때는 칼륨 함유량이 적은 술을 소량만 즐기는 것이 요령입니다.

주요 술 종류별 칼륨 함유량

종류	기준량	칼륨량
적포도주	100ml	110mg
백포도주	100ml	60mg
맥주	200ml	68mg
흑맥주	200ml	110mg
발포주	200ml	26mg
사오싱주	50ml	28mg
매실주	50ml	20mg
청주	1홉(180ml)	9~13mg
브랜디	100ml	미량
위스키	100ml	미량
진	100ml	0mg
럼	100ml	0mg
보드카	100ml	0mg
아마자케 (甘酒, 술지게미로 만든 발효주)	150ml	21mg

출처: 일본식품표준성분표 2015년판(7쇄)에서 발췌.

117

녹차도 빈뇨·요실금을
유발하나?

녹차에는 카페인이 다량 함유되어 있습니다. 카페인에는 흥분 작용, 혈관 확장 작용뿐만 아니라 소변 배출을 촉진하는 이뇨 작용이 있습니다. 게다가 카페인은 방광을 자극하기 때문에 녹차를 마시면 요의를 느끼기 쉬워집니다. 녹차 중에서도 옥로차(玉露)[차 광막을 씌워 키운 찻잎을 이용하여 떫은맛이 적음.]가 카페인 함유량이 가장 많고, 센차(煎茶)[햇빛을 충분히 받은 어린 찻잎을 이용.], 호우지차(ほうじ茶)[센차를 센 불에 볶아 향을 더한 차로 쓴맛과 떫은맛이 많이 남.], 현미차[현미를 볶아 센차와 반반 비율로 섞은 차로 카페인이 적음.] 순입니다.

녹차 외에도 홍차, 우롱차, 커피, 코코아, 콜라에도 카페인이 많습니다. 소변 문제로 고민하는 사람이라면 이러한 음료는 될 수 있으면 피하는 편이 좋겠지요.

보리차, 다시마차, 두충차, 율무차, 메밀차, 검은콩차, 허브티처럼 카페인이 없는 차를 즐겨보세요. 평소 수분 보충 시에는 상온의 물이나 따뜻한 물을 마시는 것이 좋습니다. 한 번에 몰아서 마시지 말고 여러 번에 나눠서 조금씩 마십니다.

118
~~~

빈뇨·요실금이 있으면
된장국도 피해야 할까?

우리 몸은 체내 염분량을 늘 일정한 수준으로 유지하기 위해 염분을 과도하게 섭취하면 소변이나 땀으로 염분을 배출하려고 합니다. 이때 소변량 증가가 빈뇨로 이어질 수 있습니다. 또 염분 과잉 섭취는 자연히 수분 섭취량을 증가시켜 빈뇨·요실금 발생 위험이 늘어납니다.

어떤 음식에 염분이 많이 들어 있는지 파악하고 섭취량을 조절하면 염분 과잉 섭취를 예방할 수 있습니다. 염분이 많은 음식으로는 컵라면, 장아찌나 절임 음식, 명란젓 같은 젓갈류, 햄 등이 있습니다. 의외로 햄과 우동에도 많은 양의 염분이 들어 있으니 섭취 시 주의가 필요합니다.

간장이나 된장과 같은 조미료도 염분 농도가 매우 높습니다. 질문에서 언급한 된장국도 빈뇨·요실금으로 고민하는 사람에게는 적절치 않습니다. 된장국을 조리할 때 가능하면 밑 국물을 신경 써서 우려내고 된장 사용량을 조절해보세요. 향신료도 적절히 활용하면 조미료로 인한 염분 섭취를 줄이는 데 도움이 됩니다.

119

고추, 감귤류도 빈뇨·요실금이 있을 때 피해야 하나?

방광을 자극하여 빈뇨·요실금을 유발하기 쉬운 음식이 몇 가지 있습니다.

고추, 고추냉이, 겨자, 타바스코 등 매운맛이 강한 향신료가 대표적입니다. 김치, 사워크림처럼 신맛이 강한 식품 외에도 레몬, 오렌지, 자몽 등 감귤류에도 주의가 필요합니다.

토마토, 양파뿐만 아니라 식초, 간장, 된장 등 신맛과 짠맛이 나는 조미료도 방광을 자극한다고 알려져 있습니다.

특히 과민성 방광(53쪽 참고)이나 방광염(71쪽·72쪽 참고) 환자는 증상이 악화하지 않도록 이런 음식은 최대한 피하는 편이 좋습니다. 참고로 건강식품이라는 이미지가 강한 콩 또한 의외로 방광을 자극합니다.

콩류, 대두 가공식품에 함유된 페닐알라닌이라는 아미노산(단백질 구성 성분)에도 신경을 흥분시키는 작용이 있어서 섭취하면 방광 점막을 민감하게 만듭니다. 강박을 느낄 필요까지는 없지만, 풋콩이나 대두를 가공한 낫토, 두유, 콩가루, 간장, 된장은 섭취 시 주의를 기울이면 좋겠지요.

참고로 낫토는 발효식품에 다량 함유된 티로신이라는 성분이 있어 방광을 자극합니다. 치즈, 바나나, 명란젓, 연어알젓 등에 많이 들어 있는 아미노산 티라민에도 방광을 자극하는 작용이 있으니 소변 문제를 겪고 있는 사람은 섭취에 주의하기 바랍니다. 다만, 실제로는 개인차가 있으므로 이러한 내용을 참고하여 자신의 경험을 바탕으로 피해야 할 음식을 정해두는 방법을 추천합니다.

소변 문제를 겪는 사람이 주의해야 할 주요 음식

	OK! 방광을 자극하지 않는 음식	적당량만 또는 NG! 방광을 자극하기 쉬운 음식
육류·생선	소고기, 돼지고기, 닭고기, 해산물 대부분	햄·소시지, 연어알젓, 명란젓
채소	방광을 자극하기 쉬운 채소 외 거의 모든 채소	토마토, 양파(날 것), 콩나물, 숙주나물, 두부·낫토 등 대두 제품
유제품	우유, 크림치즈, 모차렐라 치즈	요구르트, 숙성 치즈 (블루치즈, 체더치즈 등)
과일	멜론, 망고, 블루베리	레몬, 키위, 파파야, 딸기
조미료	소금, 설탕, 후추, 허브류	향신료, 식초, 감칠맛 조미료, 간장, 된장
음료	물, 카페인이 들어 있지 않은 차 종류(보리차, 두충차 등)	녹차, 홍차, 커피, 신맛이 나는 주스, 맥주

○ 방광을 자극하는 식품에 대해 너무 부담을 느끼지 않는 범위 내에서 과잉 섭취를 피하는 데 중점을 두기 바랍니다.

120

빈뇨·요실금 예방에는
꽉 끼는 옷은 좋지 않다

빈뇨·요실금 예방과 대책에는 옷 선택도 중요합니다. 복부를 조이는 거들이나 타이츠는 늘 복압이 상승한 상태를 만들게 됩니다. 그 상태에서 살짝만 복압이 올라가도 요실금이 쉽게 발생할 수 있습니다.

재킷이나 스웨터 등 상의도 타이트한 것보다 품이 넉넉한 편이 좋습니다. 치마나 바지도 허리 부분이 너무 조이지 않는 것을 고르고 소변이 약간 새도 티가 덜 나도록 진한 색을 택하는 것도 요령입니다.

전체적으로 몸에 딱 붙는 옷보다 고무나 주름을 많이 활용해 여유 있는 옷이면 더 적절하겠습니다.

자칫 놓치기 쉬운 부분인데, 신발 선택도 매우 중요합니다. 발에 맞지 않는 신발을 신어 발이 조이면 다리와 골반 내 혈액순환이 나빠져 방광과 요도의 기능이 저하될 수 있습니다. 이것이 빈뇨와 요실금의 원인이 되기도 하니 유념하기 바랍니다.

121

무거운 옷 또는 너무 얇은 옷을 입으면
증상이 악화하나?

중량이 있는 옷을 입으면 그만큼 몸에 부담이 더해집니다. 가죽옷이나 두꺼운 코트를 입은 날 어깨가 결리거나 금방 피로가 몰려왔던 경험이 있진 않나요? 무거운 옷이 직접적으로 방광이나 골반저근을 손상하지는 않지만, 간접적으로 부담을 가하고 특히 소변 문제를 겪는 사람에게는 서둘러 화장실을 가야 할 때 방해가 됩니다. 복장은 가능한 한 가벼운 편이 좋습니다.

또 옷을 선택할 때는 몸을 차게 하지 않는 복장인지 확인합니다. 몸이 차가워지면 빈뇨가 심해질 수 있으므로(212쪽 참고) 멋을 내기 위해 추위를 참는 일만큼은 피해야겠습니다. 특히 아랫배가 차가워지는 것은 금물이므로 배꼽 위까지 푹 덮는 속바지를 착용하여 배를 따뜻하게 유지합니다.

이 외에도 두꺼운 양말을 신어 발을 따뜻하게 하고 담요를 무릎 또는 어깨 위에 얹는 등 몸이 차가워지지 않도록 주의를 기울입니다.

122

차가운 물, 차가운 문손잡이만 만져도 요의가 생긴다. 예방책이 있을까?

차가운 물이나 차가운 금속제 물건에 손이 닿기만 해도 화장실에 가고 싶어지는 것은 '냉감 자극'에 뇌가 반응하기 때문입니다. 보통 방광에 소변이 어느 정도 모여야 요의가 생기지만 과민성 방광(53쪽 참고)인 사람은 뇌가 과민하게 반응하여 '차갑다'라는 자극만으로 방광이 멋대로 수축하여 요의를 유발합니다. 물 흐르는 소리를 듣고 요의를 느끼는 것도 이와 비슷한 현상입니다.(221쪽 참고)

이런 경우에는 가능한 한 온수로 손을 씻고 장갑을 착용하거나 문손잡이에 커버를 씌우는 등의 대책을 마련할 수 있습니다. 그래도 냉감 자극을 완전히 피하기는 어려우므로 평소 '방광훈련'(188쪽 참고)이나 '골반저근 운동'(제8장 참고)을 시행하여 예방에 힘쓰는 것이 가장 좋겠지요.

이때 유효한 치료제도 있습니다. 방광 근육을 이완하는 베타3 작용제(122쪽 참고)나 전립선 비대증에 동반되는 과민성 방광 치료제인 알파1 차단제(129쪽 참고)는 냉감 자극 때문에 일어나는 돌발적인 요의를 높은 확률로 예방합니다.

123

빈뇨·요실금을 예방하는
목욕법

빈뇨·요실금은 몸이 차가워지는 것과 밀접한 관련이 있습니다. 몸이 차가워져서 생기는 소변 문제를 해결하는 데는 목욕이 매우 효과적입니다. 빈뇨·요실금이 있다면 샤워보다 욕조에 몸을 담그는 목욕을 해보세요. 따뜻한 물에 몸을 푹 담그고 몸과 마음의 긴장을 풀면서 자율신경의 균형을 바로잡을 수 있습니다.

목욕은 잠자리에 들기 직전이 아니라 1~2시간 전에 하는 것이 적절합니다. 목욕으로 올라간 체온이 서서히 내려가며 졸음이 옵니다. 이 타이밍에 잠이 들면 숙면할 수 있어 야간 빈뇨 경감에도 도움이 됩니다.

몸이 찬 사람에게 '족욕'도 효과가 뛰어납니다. 몸을 따뜻하게 함으로써 자율신경이 안정되고 불면과 야간 빈뇨가 개선되었다는 연구 결과도 있습니다. 일회용 핫팩으로 아랫배를 따뜻하게 해주기만 해도 혈액순환이 좋아져 소변 문제 개선에 도움이 됩니다.

124

빈뇨·요실금 방지를 위한
적정 몸무게의 기준

살진 사람은 골반저근이 약해져 빈뇨·요실금이 생기기 쉽습니다.(47쪽 참고) 비만인지 아닌지 알아보는 객관적 지표로 '몸무게(kg)÷{키(m)×키(m)}' 계산식으로 산출하는 BMI(체질량지수)가 있습니다. BMI가 25 이상이면 비만이라고 볼 수 있으므로 몸무게 감소로 빈뇨·요실금 증상이 개선될 가능성이 있습니다.

그렇다면 어느 정도 감량해야 할까요? 감소량은 몸무게의 5%를 기준으로 삼습니다. 일반적으로 몸무게의 5~9%를 감량하면 빈뇨와 요실금이 개선된다는 연구 결과가 있습니다. 몸무게가 60kg일 때 5%는 3kg이 되겠지요. 큰 무리 없이 건강하게 몸무게를 감량할 수 있는 수준입니다.

살 빼는 방법으로는 '식사 제한+적당한 운동'이 가장 좋습니다. 적당한 운동은 걷기, 가벼운 달리기와 같은 유산소 운동을 말합니다. 걷기 등 유산소 운동은 장시간 계속하면 내장지방을 태우는 효과가 나타납니다. 배에 내장지방이 쌓이면 복압이 높아져 그 아래 있는 방광이 압력을 받아서 요실금이 일어나기 쉬워지므로 소변 문제를 겪고 있는 사람은 의식적으로 내장지방을 감소할 필요가 있습니다. 추천 운동은 1일 20~30분 걷기입니다. 일부러 시간을 내기 힘들다면 평소 외출할 때 엘리베이터나 에스컬레이터를 이용하지 않고 계단을 오르내리는 습관을 들여보세요. 이것만으로도 내장지방 감소 효과가 뛰어납니다.

내장지방형 비만은 당뇨병, 고혈압과 같은 생활습관병을 앓는 사람에게서 많이 나타나는데 이런 생활습관병을 방치하면 소변 문제를 유발하는 주요 원인이 될 수 있습니다. 내장지방형 비만이 의심된다면 지금 바로 다이어트를 실천해보세요.

줄여야 할 몸무게 계산해보기(몸무게 5% 줄이기)

현재 몸무게(kg) × 0.05 = 줄여야 할 무게(kg)

(예) 몸무게가 60kg인 경우
　　60 × 0.05 = 3(kg)

BMI 계산해보기

몸무게(kg) ÷ {키(m) × 키(m)} = BMI

(예) 키 160cm 몸무게 68kg인 경우
　　68 ÷ (1.6 × 1.6) = 약 26.5

○ BMI가 25 이상이면 비만

125

전립선 비대증 예방을 위한
추천 운동법

전립선 비대 자체를 억제할 수는 없으나 근육을 단련함으로써 전립선 비대증에 동반되는 증상을 예방할 수 있습니다. 상당수의 사례에서, 복부와 하체 근육을 단련함으로써 소변 문제가 완화되었습니다.

특히 스쿼트와 같은 운동의 효과가 뛰어납니다. 스쿼트는 허벅지 전체 근력을 향상시키면서, 늘어지기 쉬운 골반저근(44쪽 참고)을 단단히 지탱할 수 있게 만들어 요실금 예방에도 도움이 됩니다. 단, 스쿼트는 반드시 바른 자세로 해야 합니다. 잘못된 자세는 무릎, 허리에 부담을 주어 다치기 쉽습니다. 허리를 올렸다 내리는 동작은 고령자에게 부담이 될 수 있으므로 이어서 소개하는 운동처럼 더 편하게 할 수 있는 동작을 참고하기 바랍니다.

우선 소개할 운동은 등을 바닥에 대고 누운 자세로 다리를 들어 올려 양옆으로 크게 벌렸다가 모으는 동작입니다. 이 운동은 누워서 할 수 있는 데다 몸에 부담이 없습니다. 허벅지 근육뿐만 아니라 복근, 골반저근도 자극할 수 있어 운동 효과가 뛰어납니다.

또 다른 운동은 앉은 자세에서 다리 올리기입니다. 한쪽 무릎을 굽힌 채로 들어 올려 몇 초간 정지하거나 한쪽 무릎을 펴고 몇 초간 유지합니다. 이 동작도 허벅지 근육과 복근, 골반저근 강화에 효과적입니다. 특히 골반저근은 일상생활에서 거의 사용하지 않는 근육이므로 운동을 통해 의식적으로 단련해둘 필요가 있습니다.

근력 향상을 위한 추천 운동법

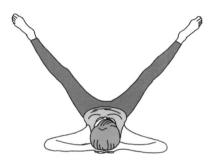

누워서 다리 벌리기
바닥에 등을 대고 누워 두 다리를 천장을 향해 쭉 들어 올린다. 두 다리를 좌우로 벌려 5초간 정지했다가 다시 모은다. 이 동작을 5~10회 반복한다.

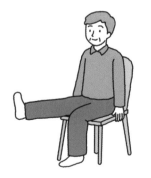

앉아서 다리 들기
의자에 앉아 한쪽 무릎을 펴고 다리를 수평으로 만든 상태에서 3~5초 유지했다가 다시 내려놓는다. 다른 쪽도 같은 방법으로 시행한다.

○ 몇 번 해보고 약간 힘들어지는 횟수를 기준으로 삼습니다. 매일 꾸준히 계속하면서 조금씩 횟수를 늘려가는 것이 좋습니다.
○ 아침저녁으로 하든지 하루에 여러 번 반복하면 효과가 더욱 뛰어납니다.

126

배가 차가워지면 빈뇨·요실금이 일어나는 것 같다. 예방책이 있나?

빈뇨·요실금 등 소변 문제는 몸이 차가워지면 더 쉽게 발생합니다. 특히 방광은 배 안쪽에 위치하므로 배가 차가울 때 실제로 영향을 많이 받습니다. 빈뇨·요실금 예방에는 배를 따뜻하게 유지하는 것이 중요합니다.

우선 따뜻한 음식, 따뜻한 음료를 적극적으로 섭취하여 몸 안쪽부터 따뜻하게 만듭니다. 몸을 덥히는 식재료는 생강, 마늘, 우엉 등 뿌리채소류와 고구마류가 대표적입니다. 먹거리로 몸 안을 데웠다면 몸 바깥도 따뜻하게 만들어주세요. 배부터 허리까지 푹 덮는 보온 복대, 속바지를 입으면 배가 차가워지는 것을 방지할 수 있습니다. 보온 복대나 속바지 위에 핫팩을 붙이면 복부가 더 따뜻해지므로 저온 화상에 주의하며 꼭 실천해보기 바랍니다. 따뜻한 물에 몸을 담가 몸을 덥히는 방법도 있습니다.

평소 생활 방식을 돌아보고 배를 따뜻하게 유지하는 습관을 들여보기 바랍니다.

127

갑작스러운 요실금을
유발하는 동작

복압성 요실금(30쪽 참고)은 뛰거나 무거운 짐을 들 때, 배구나 트램펄린에서 점프할 때처럼 배에 강한 압력이 가해지는 동작으로 인해 갑작스럽게 일어납니다. 요실금을 유발하는 동작은 사람마다 다릅니다. 자신이 어떤 동작을 할 때 요실금이 일어나는지 파악하고 있으면 그 동작을 하기 전에 골반저근을 수축하는 등 대책을 마련할 수 있겠지요.

물소리를 듣거나 물을 만지면 갑자기 강한 요의가 몰려와 참지 못하고 소변이 새어 나오는 절박성 요실금(34쪽 참고)이 일어나기도 합니다. 강한 요의를 느낀 순간 서둘러 화장실에 가려다 보면 가는 도중에 소변이 새어 나오기도 하므로 우선 그 자리에서 요의를 참아봅니다. 그리고 요의가 다소 잦아든 후에 화장실에 가면 요실금을 피할 수 있습니다.

128

빈뇨·요실금이 있는 사람이 영화관에 가거나
기차로 장시간 이동할 때 주의할 사항

영화를 보거나 장시간 기차를 탈 때, 빈뇨·요실금이 있는 사람은 '사전 대책'을 마련해두면 안심할 수 있습니다.

영화를 보기 전, 기차에 타기 전에는 꼭 화장실에 다녀오고 카페인, 탄산음료, 알코올을 삼가는 것입니다. 그리고 화장실 장소를 미리 확인해두고 문에서 가까운 통로 쪽 좌석처럼 이동이 편한 자리에 앉습니다. 좌석 예약으로 이런 자리를 미리 정해둘 수 있으면 마음이 한결 놓이겠지요. 통로에서 먼 안쪽 자리에 앉게 되면 '중간에 화장실에 가고 싶어지면 어쩌나, 일어나서 화장실에 가면 사람들한테 피해를 주게 될 텐데'라는 불안 때문에 괜히 더 긴장하게 되고 이것이 방광의 이상 수축을 유발해 화장실에 더욱 가고 싶어집니다.

또 영화관은 계절과 관계없이 약간 서늘한 편이므로 상영 중에는 겉옷을 벗지 않고 담요 등을 활용하여 몸이 차가워지지 않도록 유의하는 것이 좋습니다.

129

물소리를 들으면 요의가 몰려온다.
예방책은?

평소에 빈뇨·요실금이 걱정되는 사람 가운데는 샤워기 소리 같은 물소리만 들어도 요의를 느끼는 경우가 있습니다. 이럴 때는 심인성 빈뇨와 과민성 방광(53쪽 참고)일 가능성이 큽니다. 심인성 빈뇨는 긴장, 불안 등 심리적 문제가 원인이 되어 배뇨 횟수가 많아지는 질병입니다. 여성에게 많이 나타나며 초등학생부터 성인까지 폭넓은 연령층에서 많은 사람이 겪고 있는 문제입니다. 과민성 방광이 있는 사람은 대체로 언제 갑작스러운 요의가 몰려올지 불안해하기 때문에 그런 불안이 심인성 빈뇨를 유발하여 증상을 악화시킵니다.

이런 상황에는 배뇨일지(182쪽·184쪽 참고)를 작성하는 것이 도움이 됩니다. 배뇨일지를 기록하며 자신의 배뇨 패턴을 파악해봅니다. 어떤 상황에서 불안이나 긴장을 느끼는지, 어떨 때 스트레스를 받는지 돌아보며 심리적 원인을 찾아 이를 해소해나가면 증상이 완화되기도 합니다. 물소리를 들었을 때 요의가 나타나는 상황이라면, 그런 소리를 듣지 않으려고 노력해보세요. 물을 약하게 틀고 가능한 한 소리가 덜 나도록 하는 것도 효과가 있습니다. 증상이 심한 심인성 빈뇨는 우선 비뇨의학과에서 진료를 시작하고 필요에 따라 정신의학과 등의 진료 협력을 통해 치료를 진행할 수 있습니다.

대한비뇨의학회
- www.urology.or.kr

대한배뇨장애요실금협회
- www.kcsoffice.org

대한비뇨의학과의사회
- urodigest.com

삼성서울병원 비뇨의학과
- www.samsunghospital.com/dept/medical/diseaseMain.do?DP_CODE=URO&MENU_ID=003010

서울아산병원 신장비뇨기질환, 비뇨의학과 검사/시술/수술정보
- www.amc.seoul.kr/asan/healthinfo/disease/diseaseList.do?diseaseKindld=C000011
- www.amc.seoul.kr/asan/healthinfo/management/managementList.do?hpCd=D018

베시케어

- www.amc.seoul.kr/asan/healthinfo/druginfo/drugInfoDetaildo?odc
  d=VESI5&searchKeyword=

디트루시톨

- nedrug.mfds.go.kr/pbp/CCBBB01/getItemDetail?itemSeq=200108384

토비애즈

- www.amc.seoul.kr/asan/healthinfo/druginfo/drugInfoDetaildo?odc
  d=TOVI4&searchKeyword

아스텔라스 '베타미가'

- www.pharmstoday.com/news/articleView.html?idxno=305100

비베그론

- sciencemd.com/news/view.asp?idx=90311&msection=3&ssecti
  on=12

스피로펜트

- www.kmle.co.kr/viewDrug.php?m=%B6%F3%BD%C4&inx=5052&c=
  d7aacb93a8760f4df821d95bf117ec4b

우차신기환, 팔미지황환

- www.mjmedi.com/news/articleView.html?idxno=37016

다카하시 사토루

니혼대학 의학부 비뇨기과학계 주임교수. 군마대학 의학부 졸업 후 도쿄대학의학부 부속병원, 국가공무원 공제조합연합회 도라노몬병원 등을 거쳤다. 비뇨기계 질환 진료 및 연구의 선두주자로 알려져 있으며 '외래는 엔터테인먼트다!'라는 신념을 바탕으로, 환자가 '진찰받길 잘했다'라고 느낄 수 있게끔 진료한다. 일본비뇨기과학회 상임이사, 일본배뇨기능학회 부이사장, 일본노년비뇨기과학회 부이사장, 일본여성골반저의학회 등 다수의 학회에 소속되어 있다.
[집필 페이지] 16~21, 28~31, 36~47, 50~52, 61~63, 68~73, 75~105, 129~131, 138~148, 162~166, 170~173, 194~195, 203, 206~211

곤도 유키히로

니혼의과대학 대학원 의학연구소 남성생식기 비뇨기과학 분야 대학원 교수. 니혼의과대학 졸업 후 1992년 미국피츠버그대학 의학부 약리학교실 연구원을 거쳤다. 비뇨기계 질환 전문가로서 '환자와 함께 생각하는 과정'을 중시하는 치료법을 실천하기로 유명하여 일본 각지에서 환자가 찾아온다. 일본비뇨기과학회 대의원, 일본노년비뇨기과학회 평의원, 일본비뇨기내시경학회 전문의 등 다수의 학회에 소속되어 있다.
[집필 페이지] 22~23, 58, 60, 66~67, 74, 136~137, 150~152, 198~202, 216

도야마 유카

니혼의과대학 부속병원 비뇨기과 교수. 니혼의과대학을 졸업했다. 전문 분야는 요실금과 골반장기탈출증이다. 치료 시 세심한 조언을 통해 환자의 행동과 생활 습관을 바꿈으로써 삶의 질을 높이는 데 주력한다. 한의학에도 조예가 깊어 다각적인 치료로 유명하다. 일본비뇨기과학회, 일본배뇨기능학회 등에 소속되어 있다.
[집필 페이지] 25~26, 108~128, 132~134, 155~161, 219

요코야마 오사무

후쿠이대학의학부 비뇨기과학 교수. 가나자와대학 의학부대학원 의학연구과 졸업 후 후지타기념병원, 공립 가가중앙병원, 미국 피츠버그대학을 거쳤다. 특히 전립선 질환을 전문으로 한다. 부끄럽다는 이유로 진료를 포기하거나 받지 않는 많은 사람이 치료를 받아 나아지기를 바라며 적극적으로 정보를 널리 알리는 데 힘쓰고 있다. 일본비뇨기과학회, 일본배뇨기능학회 이사, 일본여성골반저의학회, 일본성기능학회, 일본남성건강의학회 등 다수의 학회에 소속되어 있다.

[집필 페이지] 32~35, 53~57, 59, 168~169, 180, 182~190, 212~215

세키구치 유키

여성의료클리닉 LUNA그룹 이사장, 요코하마시립대학 대학원 의학부 비뇨기병태학 강좌 객원교수. 야마가타대학 의학부, 요코하마시립대학 의학부를 졸업했다. 2005년 병원 개원 후 여성의료의 선두주자로서 일본 각지에서 환자가 몰려든다. 세계적 수준의 여성 의료를 지향하며 치료뿐만 아니라 블로그, 유튜브, 잡지·서적, 텔레비전 등 다양한 매체를 통해 환자에게 유용한 정보를 알리는 데 힘쓴다. 일본비뇨기과학회, 일본배뇨기능학회 대의원, 일본성기능학회 이사 등 다수의 학회에 소속되어 있다.

[집필 페이지] 48~49, 149, 174~179, 196~197, 204~205, 218, 220~222

미나가와 도모노리

신슈대학의학부 비뇨기과학 교수. 신슈대학의학부, 신슈대학 대학원 졸업 후 벨기에로 건너가 앤트워프대학에서 학위를 받고 2015년부터 현직에 있다. 치료와 더불어 환자 스스로 실천할 수 있는 방법을 연구하며 환자에게 신뢰받는 의사로 유명하다. 미디어에도 다수 출연하여 비뇨의학 정보를 적극적으로 알리고 있다. 일본비뇨기과학회, 일본배뇨기능학회, 일본비뇨기내시경학회, 일본내시경외과학회, 일본암치료학회 등 여러 학회에 소속되어 있다.

[집필 페이지] 191~192

배뇨일지

월 일 (요일)	기상 시간 : 오전·오후 시 분 취침 시간 : 오전·오후 시 분

메모 당일 몸 상태나 새로 발견한 사항이 있으면 적어주세요.

○ 아침 첫 번째 소변량은 전날 소변량에 포함됩니다.

시간	배뇨 (○표시)	소변량 (ml)	요실금 (○표시)	수분 섭취량 (ml)
시 분				
시 분				
시 분				
시 분				
시 분				
시 분				
시 분				
시 분				
시 분				
시 분				

시간	배뇨 (○표시)	소변량 (ml)	요실금 (○표시)	수분 섭취량 (ml)
시 분				
시 분				
시 분				
시 분				
시 분				
시 분				
시 분				
시 분				
시 분				
시 분				
시 분				
시 분				
시 분				
시 분				
시 분				
시 분				
계	회	ml	회	ml

진료기록부번호 : _____   기록날짜 : _____ 년 _____ 월____ 일

과민성 방광 증상 점수 설문지
(Overactive Bladder Sysptom Score: OABSS)

아래의 증상이 어느 정도의 횟수로 있었습니까?
최근 1주일간 당신의 상태에 가장 가까운 것을 하나만 골라서 점수의 숫자에 표시 해주세요.

시간	시간	시간	시간
1	아침에 일어나서 밤에 자기 전까지 몇 회 정도 소변을 보셨습니까?	7회 이하	0
		8~14회	1
		15회 이상	2
2	밤에 잠든 후부터 아침에 일어날 때까지 소변을 보기 위해 몇 회나 일어나셨습니까?	1회	0
		1회	1
		2회	2
		3회 이상	3
3	갑자기 소변이 마려워 참기 힘들었던 적이 있었습니까?	없음	0
		일주일에 1회보다는 적음	1
		일주일에 1회 또는 그 이상	2
		1일 1회 정도	3
		1일 2~4회	4
		1일 5회 또는 그 이상	5
4	갑자기 소변이 마려워 참지 못하고 소변을 지린 적이 있었습니까?	없음	0
		일주일에 1회보다는 적음	1
		일주일에 1회 또는 그 이상	2
		1일 1회 정도	3
		1일 2~4회	4
		1일 5회 또는 그 이상	5
합계 점수 : _____ 점			

○ 질문 3의 점수가 2점 이상이면서 총점이 3점 이상을 진단 요건으로 한다.
○ 총점이 5점 이하를 경증, 6~11점을 중등증, 12점 이상을 중증으로 한다.

출처: 〈대한배뇨장애요실금학회 과민성 방광 지침서〉 2판 78쪽.

옮긴이 최화연

대학에서 중국어와 일본어를 전공하고 국제대학원에서 국제개발협력을 공부했다. 현재 번역 에이전시 엔터스코리아에서 출판 기획 및 일본어 전문 번역가로 활동 중이다.

역서로는《식사가 최고의 투자입니다: 하버드에서 배운 세계 최강의 식사 기술》,《요로 선생님 병원에 가다 : '나이 듦'과 '인생'을 대하는 법》,《50센티 더 가까워지는 선물보다 좋은 말》등이 있다.

요실금 잔뇨감
비뇨의학과 명의가 가르쳐주는 최고의 치료법 대전

1판 1쇄 펴낸 날 2023년 7월 10일

지은이 다카하시 사토루 외
옮긴이 최화연
주간 안채원
편집 윤대호, 채선희, 윤성하, 장서진
디자인 김수인, 이예은
마케팅 함정윤, 김희진

펴낸이 박윤태
펴낸곳 보누스
등록 2001년 8월 17일 제313-2002-179호
주소 서울시 마포구 동교로12안길 31 보누스 4층
전화 02-333-3114
팩스 02-3143-3254
이메일 bonus@bonusbook.co.kr

ISBN 978-89-6494-638-1 03510

• 책값은 뒤표지에 있습니다.

명의가 가르쳐주는 최고의 치료법 대전

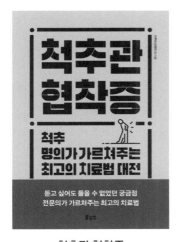

척추관 협착증

기쿠치 신이치 외 지음 | 232면

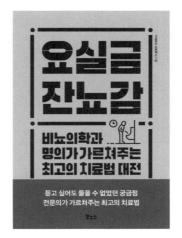

요실금 잔뇨감

다카하시 사토루 외 지음 | 232면

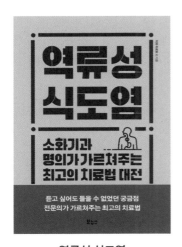

역류성 식도염

미와 히로토 외 지음 | 208면

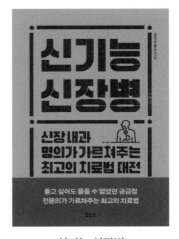

신기능 신장병

가와무라 테쓰야 외 지음 | *근간

아픈 부위를 해부학적으로 알고 싶을 때 찾아보는
인체 의학 도감 시리즈

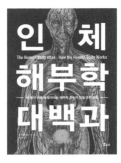

인체 해부학 대백과

켄 에슈웰 지음 | 232면

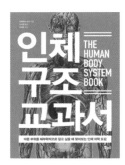

인체 구조 교과서

다케우치 슈지 지음 | 208면

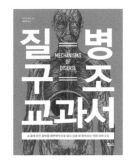

질병 구조 교과서

나라 노부오 감수 | 208면

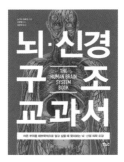

뇌·신경 구조 교과서

노가미 하루오 지음 | 200면

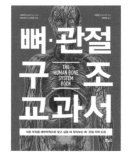

뼈·관절 구조 교과서

마쓰무라 다카히로 지음 | 204면

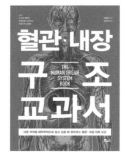

혈관·내장 구조 교과서

노가미 하루오 외 지음 | 220면

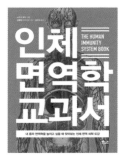

인체 면역학 교과서

스즈키 류지 지음 | 240면

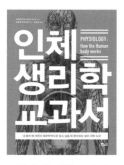

인체 생리학 교과서

이시카와 다카시 감수 | 244면

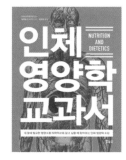

인체 영양학 교과서

가와시마 유키코 감수 | 256면